Dr. med. Michael Huss

Medikamente und ADS

Dr. med. Michael Huss

Medikamente und ADS

Gezielt einsetzen – umfassend begleiten – planvoll absetzen

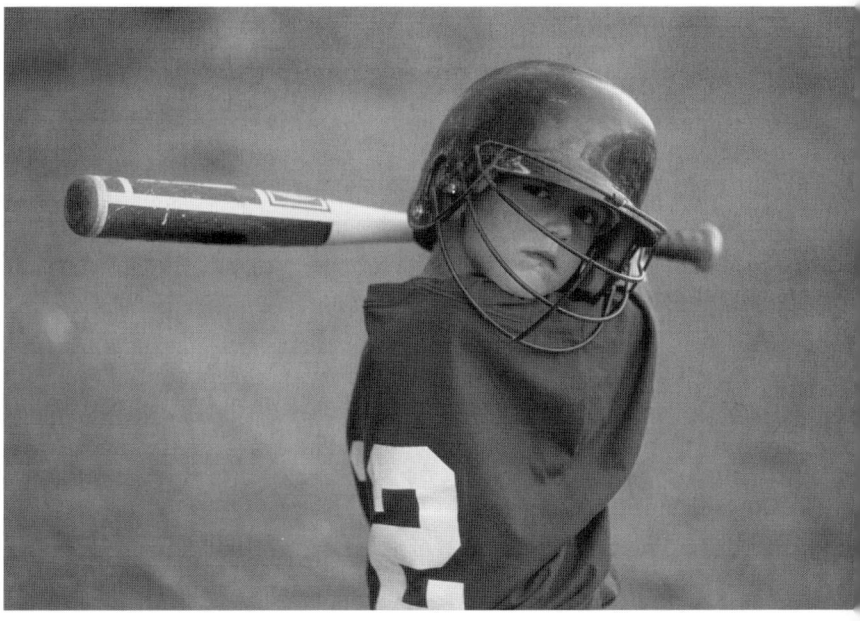

Ravensburger Ratgeber im Urania Verlag

Zum Thema bereits erschienen:
Cordula Neuhaus: Das hyperaktive Kind und seine Probleme. 12. Auflage, ISBN 3-332-00872-2
Cordula Neuhaus: Hyperaktive Jugendliche und ihre Probleme. 3. Auflage, ISBN 3-332-01088-3
Dr. med. Christel Kannegießer-Leitner: Das ADS-Schnellprogramm für zu Hause. ISBN 3-332-01304-1
Dr. Jo-Jacqueline Eckardt: Das ADS-Elterntraining. ISBN 3-332-01382-3
Rita Schwark, Ute Laue: Legasthenie. ISBN 3-332-01253-3
Margret Schwarz: Rechenschwäche. ISBN 3-332-01239-8
Birgit Fuchs: Spiele gegen Rechenschwäche. ISBN 3-332-01307-6
Gislind Binder, Prof. Dr. med. Richard Michaelis: Lernstörungen. ISBN 3-332-01309-2
Donna G. Corwin: Die Auszeit-Methode. ISBN 3-332-01096-4

Der Autor: Dr. med. Dipl.-Psych. Michael Huss ist Facharzt für Kinder- und Jugendpsychiatrie und arbeitet als Oberarzt an der Charité in Berlin. Er gilt durch Forschung, Praxis und ausgedehnte Vortragstätigkeit in Deutschland, Europa und den USA als ausgewiesener ADS-Spezialist. In Fachkreisen ist er für seinen kritischen, jedoch sachlichen Umgang mit Medikamenten bekannt. Für seine Studie über Langzeitfolgen der Ritalin-Behandlung erhielt er 2002 den Hermann-Emminghaus-Preis.

Die Deutsche Bibliothek – CIP-Einheitsaufnahme
Ein Titeldatensatz für diese Publikation ist bei Der Deutschen Bibliothek erhältlich

Die Ratschläge in diesem Buch sind von Herausgeber und Verlag sorgfältig erwogen und geprüft, dennoch kann eine Garantie nicht übernommen werden. Eine Haftung des Herausgebers bzw. des Verlags und seiner Beauftragten für Personen-, Sach- und Vermögensschäden ist ausgeschlossen.

Die Schreibweise entspricht den Regeln der neuen Rechtschreibung.

www.dornier-verlage.de
www.urania-ravensburger.de

1. Auflage August 2002
© 2002 Urania Verlag, Berlin
Der Urania Verlag ist ein Unternehmen der Verlagsgruppe Dornier.

Umschlaggestaltung: Behrend & Buchholz, Hamburg
Titelfoto: zefa, A. Index Stock
Redaktion: Dr. Marianne Jabs
Herstellung: Thoms BuchDesign
Druck: Westermann Druck Zwickau
Printed in Germany

Gedruckt auf alterungsbeständigem Papier mit chlorfrei gebleichtem Zellstoff

ISBN 3-332-01347-5

Inhalt

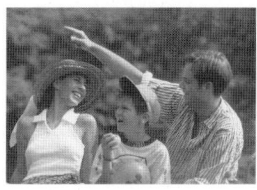

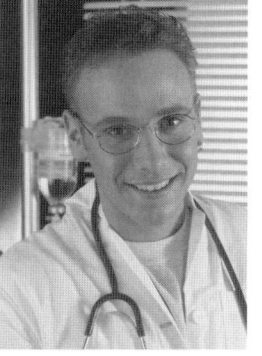

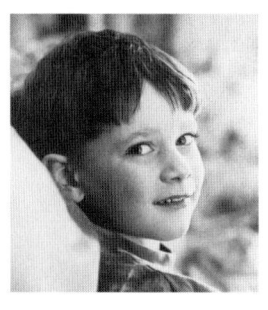

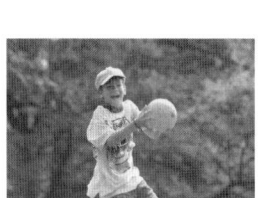

Einführung

Das Aufmerksamkeits-Defizit-Syndrom ADS ist die häufigste Verhaltensstörung im Kindes- und Jugendalter. Bei einer Klassengröße von 25 Kindern ist davon auszugehen, dass durchschnittlich ein bis zwei Kinder pro Klasse betroffen sind. In der Regel leiden alle Beteiligten: Die Kinder, denen vorgeworfen wird, dass sie sich nicht genügend anstrengen, die Eltern, die sich dem Vorwurf ausgesetzt sehen, in der Erziehung versagt zu haben, und die Lehrer, denen es nicht gelingt, den „Zappelphilipp" zu „bändigen" oder ihn für den Unterricht zu motivieren.

Wie häufig ist ADS?

Die Erwartungen an den schließlich aufgesuchten Kinder- und Jugendpsychiater oder den spezialisierten Kinderarzt sind entsprechend hoch. Die Probleme erweisen sich jedoch in der Regel als vielschichtig und lassen sich weder schnell noch mit Patentrezepten lösen.

Es gibt kein Patentrezept.

Welche Haltung Sie als Eltern auch einnehmen: Sobald die Diagnose feststeht, wird sich Ihnen fast immer die Frage nach einer medikamentösen Behandlung stellen. Die Frage kommt vonseiten des Arztes, weil mittlerweile in vielen Studien gezeigt werden konnte, dass ADS-Kinder von der medikamentösen Behandlung erheblichen Nutzen ziehen können. Sie wird aber auch von Ihnen selbst kommen, weil Sie die kontrovers geführte öffentliche Debatte verfolgen und daher viele Fragen an den Arzt haben. Die Verbreitung von Stimulanzien (z. B. Ritalin, Medikinet oder Amphetamin) in Deutschland ist mittlerweile so fortgeschritten, dass viele von Ihnen im Bekanntenkreis oder in der Schule Kinder kennen, die medikamentös behandelt werden. Mit anderen Worten: An der Frage der medikamentösen Behandlung des ADS kommen weder Sie als Eltern noch die Ärzte vorbei, unabhängig davon, wie Sie zu dem Thema stehen.

Warum dieses Buch geschrieben wurde.

Als Autor des vorliegenden Ratgebers will ich mich der öffentlichen Debatte nicht entziehen, sehe meine Aufgabe jedoch darin, Sie umfassend und praxisnah über Medikamente bei ADS zu informieren. Nach meiner Auffassung braucht nicht jedes ADS-Kind Medikamente. Oft jedoch kann die medikamentöse Behandlung eine wichtige Hilfe sein, ohne die andere Maßnahmen nicht zum Tragen kommen. Bei richtiger Indikation und Dosierung wird sie maßgeblich dazu beitragen, die Abwärtsspirale schulischer und familiärer Probleme zu durchbrechen und neue Formen des gemeinsamen Lernens zu ermöglichen.

Die Kapitel des Buches sind so aufgebaut, dass Sie als Eltern bei Ihren Überlegungen im Vorfeld des ersten Arztbesuchs „abgeholt" und dann gemeinsam mit Ihrem Kind vom ersten Kontakt in der Arztpraxis über die Phasen der Diagnostik und medikamentösen Therapie bis hin zu möglichen Langzeiteffekten der Behandlung „begleitet" werden.

Zunehmend trifft der Arzt auf Eltern, die sich schon im Vorfeld kundig gemacht haben.

Oft werden große Hoffnungen in die medikamentöse Behandlung gesetzt. Es ist gar von einer „Wunderdroge" die Rede. Sicher haben auch Sie schon einiges gehört und gelesen. Einige Eltern kommen zum Arzt mit der erklärten Absicht, von ihm ein Ritalin-Rezept (bzw. ein vergleichbares Produkt wie Medikinet) zu erhalten. Andere Eltern haben sich bereits vor dem Arztkontakt gegen eine medikamentöse Behandlung entschieden. Dass Eltern erstmals durch den aufgesuchten Arzt von der medikamentösen Behandlung erfahren, dürfte mittlerweile die Ausnahme sein. Die aus den Medien verfügbaren Informationen sind jedoch oft unsachlich, ideologiegeleitet oder entbehren einer medizinisch-wissenschaftlichen Grundlage.

Die öffentliche Diskussion verunsichert viele Eltern. Doch auch Ärzte schrecken auf, wenn von vermeintlichen Langzeitschäden berichtet wird, die angeblich in Tierexperimenten nachgewiesen werden konnten. Von Talkshows über Gesundheits-Reportagen bis hin zu international anerkannten Wissenschaftsjournalen scheinen die Lager in Medikamenten-Befürworter und -Gegner gespalten. Während die Befürworter eine Behandlung ohne Medikamente als „Kunstfehler" ansehen, entrüsten sich die Gegner darüber, dass wir unsere Kinder chemisch gefügig machen und ihnen den Weg in die Sucht ebnen. Darüber hinaus werden Langzeitfolgen wie Wachstumsstörungen oder schwere neurologische Defizite wie die Parkinson-Erkrankung mit der medikamentösen Behandlung in Verbindung gebracht.

Die öffentliche Diskussion. Ihre Argumente Pro und Kontra.

Dieser Ratgeber richtet sich an Sie als Eltern, in zweiter Linie an Erzieher und Lehrer von Kindern mit ADS. Sie wollen sich auf der Grundlage wissenschaftlicher Erkenntnisse über eine medikamentöse Behandlung informieren. Sie als Eltern sollen Hilfe bei der Entscheidung über den Behandlungsverlauf Ihres betroffenen Kindes finden. Lehrer und Erzieher gewinnen Einblicke in die Grundzüge der medikamentösen Behandlung von Kindern mit ADS, die ohne ihr Mitwirken nur unzureichend durchgeführt werden kann. In dritter Linie mag der Ratgeber Ärzten und anderen Berufsgruppen als orientierender Leitfaden dienen, auch wenn er nicht als Lehrbuch, sondern als Praxisratgeber geschrieben wurde.

An wen wendet sich dieses Buch?

Zum Gebrauch des Begriffs „ADS": In dem Ratgeber ist durchgängig von ADS (Aufmerksamkeits-Defizit-Syndrom) die Rede, obwohl dieser Begriff wissenschaftlich nicht genau definiert ist. Ich folge damit einem umgangssprachlichen Gebrauch wie auch der Verwendung in der Reihe bereits erschienener Ratgeber dieses Verlags. Das Gros der Elternverbände hat sich in Übereinstimmung mit den meisten Fachverbänden für den international gängigen und wissenschaftlich genau definierten ADHD-Begriff entschieden.

ADS oder ADHD?

Hinweis: Aus Gründen der Lesbarkeit wird in diesem Buch überwiegend die männliche Form verwendet. Immer ist aber auch die weibliche Form gemeint (z. B. Arzt/Ärztin; Therapeut/Therapeutin etc.).

Vor dem Gang zum Arzt: Was können Sie tun?

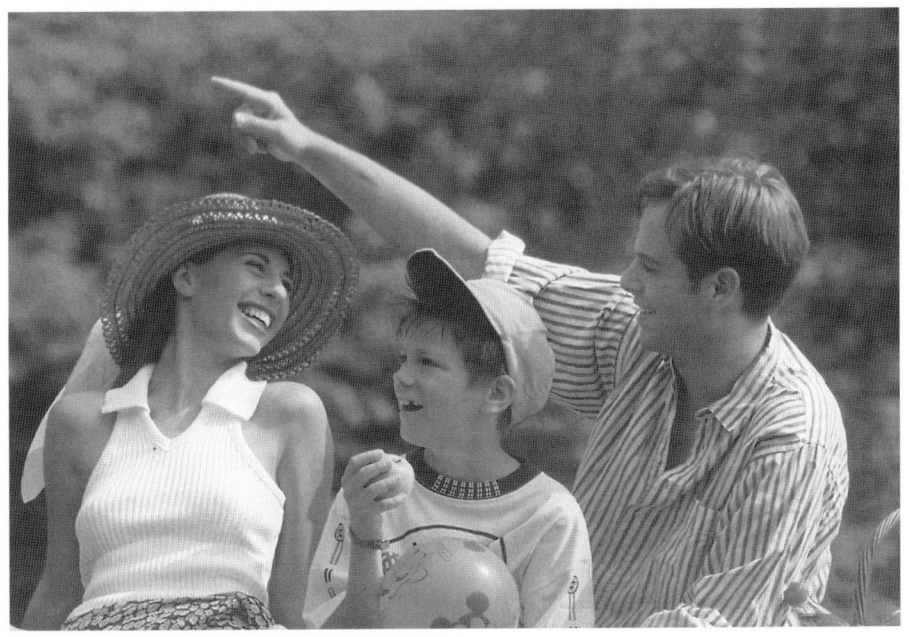

Die Diagnose ADS ist schwierig zu stellen, und nicht jeder Arzt hat Erfahrung damit. Ihre eigenen Erfahrungen spielen ebenso eine Rolle wie die der Lehrer oder Erzieher. Ihre vertrauensvolle Zusammenarbeit mit dem Arzt ist die Grundlage einer guten Diagnostik und Behandlung.

Merkmale von ADS

Bevor Sie zum ersten Mal mit Ihrem Kind zum Arzt gehen, um es auf ADS untersuchen zu lassen, ist schon viel geschehen.

ADS-Kinder wie auch ihre Familien haben oft schon einen langen Leidensweg hinter sich, bevor eine umfassende Diagnostik erfolgt.

Ein wesentliches Merkmal der Erkrankung ist ihre Dauerhaftigkeit. Wie ein roter Faden ziehen sich typische Probleme durch die Biografie der Betroffenen.

Treten die Symptome nur kurzfristig, d. h. nur für wenige Monate auf, so ist die Diagnose grundsätzlich infrage zu stellen. Ebenso fraglich ist sie, wenn die Schwierigkeiten nach einer weitgehend unauffälligen Kindheit erst im Verlauf der Schulzeit, d. h. beispielsweise deutlich nach dem siebenten Lebensjahr auftreten. In solchen Fällen ist eher an eine chronische Überforderungssituation oder an belastende Erlebnisse in dem sozialen Umfeld des Kindes zu denken.

Wie noch in den nachfolgenden Kapiteln genauer beschrieben wird, erfordert die Diagnose eines ADS gute kinderpsychiatrische Fachkenntnisse. Insbesondere die Kunst, nicht vorschnell jedes Kind, das Schwierigkeiten hat, sich zu konzentrieren, seine Impulse zu steuern und ruhig auf dem Stuhl zu sitzen, mit der Diagnose „ADS" zu belegen, zeichnet den guten Diagnostiker aus.

Womit ADS verwechselt werden kann.

Denn es ist unbestritten: Die Symptome, die für ein ADS sprechen, sind für sich genommen jeweils unspezifisch. Wenn ein Kind sich in seinem Lebensumfeld nicht geborgen fühlt, wenn es fortgesetzt Gewalt erlebt, wenn es mit Bildern oder Inhalten konfrontiert wird, die nicht für Kinder bestimmt sind, so entwickelt es möglicherweise Schlafstörungen, wird aggressiv, traurig, unkonzentriert. Wenn ein solches Kind dann innerlich aufgewühlt und körperlich müde im Unterricht ruhig auf seinem Stuhl sitzen und konzentriert mitarbeiten soll, so wird dies schlichtweg nicht möglich sein. Andere Kinder ziehen sich möglicherweise in eine eigene Welt zurück, werden gehänselt oder denken von sich, sie seien ohnehin zu dumm für die Schule. „Ohne mich wäre alles besser" mag ihr Lebensmotto geworden sein. Auch solche Kinder werden Schwierigkeiten haben, dem Unterricht zu folgen. Durch andere gekränkt, handeln sie möglicherweise sehr impulsiv.

Warum ist die Diagnose schwer zu stellen?

Aus den vorangehenden Beispielen wird deutlich: Bereits die Alltagserfahrung mit Kindern lässt Zweifel aufkommen, ob die drei Hauptsymptome des ADS (Konzentrationsprobleme; mangelnde Impulskontrolle; motorische Unruhe, s. S. 33–38) schon ausreichen, um die Diagnose zu stellen. Und tatsächlich hätten die oben geschilderten Kinder die Diagnose zu Unrecht erhalten, wenn nicht noch weitere Kriterien erfüllt wären.

Die drei Hauptsymptome von ADS

Zusätzlich erforderlich ist es, dass die Hauptsymptome schon vor dem siebenten Lebensjahr auftreten und über einen langen Zeitraum bestehen (so genanntes Zeitkriterium, s. S. 39/40).

Das so genannte Zeitkriterium

Weiterhin dürfen die Hauptsymptome nicht nur zu Hause oder nur in der Schule auftreten. Immer müssen mehrere Lebensbereiche betroffen sein (sog. Setting-Kriterium, s. S. 40). Die Einschätzung der Lehrer oder Erzieher ist damit für die Diagnosestellung unverzichtbar. In dem ersten Beispiel hätte der aufmerksame Lehrer von seiner Erfahrung berichten können, dass die Konzentrationsprobleme des Schülers mit dessen Übermüdung zusammenhängen. Im zweiten Fall wären möglicherweise seelische Konflikte zur Sprache gekommen, die den Diagnostiker eher an einer emotionale Störung denken lassen.

Das so genannte Setting-Kriterium von ADS

Auf den Seiten 27/28 und 40–48 wird noch ausführlich über die Diagnose und ihre Aussagekraft zu sprechen sein. Hier

Der Weg zur Diagnose

sei nur schon der Weg zur Diagnose skizziert: Sie geben dem Arzt wichtige Informationen über das Verhalten Ihres Kindes und dessen Entwicklung. Der Lehrer ergänzt das Bild aus schulischer Sicht. Der Arzt führt einige Untersuchungen durch und stellt auf der Grundlage der Verhaltenseinschätzungen und der Untersuchungen die Diagnose.

Um es vorwegzunehmen: Der Arzt muss aus der Zusammenschau der Einzelbefunde eine Diagnose stellen. Mit keinem Experiment, keinem Laborbefund kann die Diagnose „bewiesen" werden. Hinzu kommt, dass die Hauptsymptome nicht spezifisch sind.

ADS: Ein klar definiertes Krankheitsbild

Und dennoch ist ADS – wenn es nach wissenschaftlichen Kriterien diagnostiziert wurde –, ein klar definiertes Krankheitsbild.

Argumente, mit denen Sie rechnen müssen

Manche ideologisch geprägten Gruppierungen behaupten, ADS sei eine Erfindung der Pharmaindustrie in Zusammenarbeit mit den Ärzten. Beliebte „Prügelknaben" sind auch die Lehrer. Um ihnen einen stressfreien Unterricht zu ermöglichen, würden Kinder chemisch ruhig gestellt. Unter ähnlichem Vorzeichen werden auch Eltern diskriminiert. Mit dem Schlagwort der „chemischen Keule" lassen sich schnell und wirksam Schuldgefühle machen.

Noch immer zu hören: Alles eine Frage der Erziehung.

Neuere Forschungsergebnisse unterstreichen die Bedeutung der Biologie für die Störung. Berücksichtigt man dies, so wird die Absurdität solcher Argumente noch deutlicher. Die Betroffenen, bei denen von ungünstigeren biologischen Bedingungen auszugehen ist, werden dafür verantwortlich gemacht, dass ihre Entwicklung nicht „nach Norm" verläuft. Noch absurder wird das „Schuldargument", wenn man die genetische Komponente des ADS auf die Eltern bezieht, die häufig unter ähnlichen Problemen wie ihr Kind gelitten haben oder noch leiden. Alle Erziehungsstile, die für die Kinder wünschenswert wären, fallen betroffenen Eltern besonders schwer. Sollte man nun in der Behandlung der Familien mit ADS-Kindern die therapeutische Geduld verlieren, gar aus der Mottenkiste die alte Schuldfrage herauskramen? ADS gibt es nicht, nur schlecht erzogene Kinder?

Ich belasse es bei diesen überspitzten Formulierungen, um nicht indirekt und ohne es zu wollen einer destruktiven Haltung das Wort zu reden. Wer sich direkt mit den ADS-Betroffenen auseinander setzt, ihre Leidensgeschichte und die Umwege bis zu sachgemäßer Hilfe kennt, der kann weder das Krankheitsbild noch den dringenden Handlungsbedarf infrage stellen.

Es gibt die Krankheit. Und es besteht Handlungsbedarf.

Wie finden Sie den richtigen Arzt für Ihr Kind?

Bis Eltern den richtigen Arzt für die Diagnose und Behandlung ihres ADS-Kindes finden, haben sie oft schon viele teils nutzlose Stationen unseres Gesundheitssystems durchlaufen. Davon können besonders die Selbsthilfeverbände in ihrer täglichen Arbeit mit Hilfe suchenden Eltern und Kindern ein Lied singen. Daten über Um- und Irrwege, über Nutzen und Kosten von Therapien bei ADS lagen aber bislang noch nicht vor.

Der lange Weg zu Diagnose und Behandlung

Die ADHD-Profil-Studie
Folgerichtig ergriff der Arbeitskreis *Überaktives Kind* e. V. die Initiative für die so genannte ADHD-Profil-Studie, die in Zusammenarbeit mit allen großen Selbsthilfeverbänden und der Charité Berlin seit März 2002 durchgeführt wird. Bislang haben über 1.000 Eltern bundesweit an der Studie teilgenom-

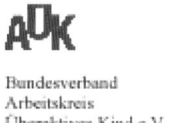

Bundesverband
Arbeitskreis
Überaktives Kind e.V.

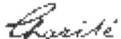

Virchow-Klinikum der
Humboldt-Universität zu Berlin

ADHD-Profil-Studie

Fragebogen zu Kindern, Jugendlichen und jungen Erwachsenen mit ADHD

Michael Huss, Barbara Högl (2002) [©]

Dieser Fragebogen wurde am _ _ . _ _ . **2002**
von □ der Mutter □ dem Vater □ einer sonstigen Betreuungsperson (_____) ausgefüllt.

Folgende Kinder leben in der Familie (bitte für jedes Kind angeben, ob es von ADHD betroffen ist = letzte Spalte)

	Geschlecht	leibliches Kind	Pflegekind	Adoptivkind	Stiefkind	Geburts- monat und -jahr	ADHD?
1.	m / w	□	□	□	□	_ _ / _ _ _ _	□
2.	m / w	□	□	□	□	_ _ / _ _ _ _	□
3.	m / w	□	□	□	□	_ _ / _ _ _ _	□
4.	m / w	□	□	□	□	_ _ / _ _ _ _	□
5.	m / w	□	□	□	□	_ _ / _ _ _ _	□

bei weiteren Kindern bitte Tabelle auf Beiblatt ergänzen

WICHTIG:
Alle nachfolgenden Angaben beziehen sich auf Ihre Tochter/Ihren Sohn, die/der von ADHD betroffen ist (nachfolgend als „Tochter/Sohn" bezeichnet). Sollte mehr als ein Kind von ADHD betroffen sein, bitten wir Sie, für jedes dieser Kinder einen eigenen Fragebogen auszufüllen. (Sie können diesen Fragebogen kopieren oder weitere Exemplare bei uns unter den hinten angegebenen Adressen anfordern oder unter www.auek.de/profilstudie/download herunterladen).

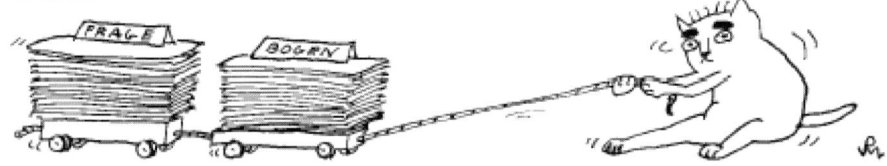

men. Die hier mitgeteilten Ergebnisse sind als Zwischenergebnisse der noch laufenden Studie zu verstehen. Mittlerweile existiert schon eine österreichische Version. Versionen für die Schweiz und Frankreich sind in Arbeit.

Zunächst wurden die Mitglieder einiger Selbsthilfeverbände angeschrieben. Teilnehmen können aber alle Eltern, die ein ADS-Kind haben. Der Fragebogen und weitere Informationen zur Studie können unter www.auek.de bzw. unter www.adapt.at für Österreich kostenlos heruntergeladen werden. Die Portokosten für die Rücksendung werden durch die Studie finanziert. Erfragt werden die Entwicklung der ADS-Kinder, die altersbezogenen Symptome, der Weg bis zur Diagnose sowie die Therapieempfehlungen und ihr jeweiliger Nutzen. Gezielt werden auch positive Eigenschaften von ADS-Kindern und erfolgreiche Strategien der Eltern angesprochen.

Sie können von der Studie profitieren.

Was tun andere Eltern in dieser Lage?

Zurück zu der Frage, wie Sie den richtigen Arzt für Ihr Kind finden. Um diese Frage besser beantworten zu können, ist es hilfreich zu wissen, was Eltern üblicherweise tun.

Der Kinderarzt als erster Ansprechpartner

Die ADHD-Profilstudie zeigt, dass die überwiegende Mehrzahl der Eltern bei Verhaltensauffälligkeiten ihrer Kinder zunächst den Kinderarzt zurate zieht (durchschnittlich bereits, wenn das Kind vier Jahre alt ist). Die Vorstellung bei einem Kinder- und Jugendpsychiater oder einem Psychologen erfolgt dagegen erst deutlich später (durchschnittlich im Alter von acht Jahren). Diese Statistik spricht für sich: Der Kinderarzt ist der erste Ansprechpartner für die Eltern. Ob dies immer der richtige Weg ist, soll im Weiteren noch erörtert werden (s. S. 24–28 und S. 106–109).

In vielen Fällen wird sich die Frage, zu welchem Arzt Sie als Eltern gehen sollten, mangels verschiedener Fachvertreter überhaupt nicht stellen. Dann ist es eher von Bedeutung,

Die Bedeutung des Wohnorts

dass Ihr Haus- oder Kinderarzt zu gegebener Zeit eine Vorstellung bei einem Spezialisten in die Wege leitet. Wenn Sie in einer Gegend hoher Arztdichte wohnen oder die Möglichkeit haben, für einen Arztbesuch auch weitere Strecken zurückzulegen, so stellt sich weiterhin die Frage, welchen Facharzt Sie sinnvollerweise aufsuchen sollten.

Der wichtigste Faktor: Sie haben Vertrauen zu gerade diesem Arzt.

Die direkte und schlichte Antwort lautet: Gehen Sie zu dem Arzt Ihres Vertrauens. Ob dieser Arzt zugleich auch die Qualifikation besitzt, ein ADS zu erkennen und richtig zu behandeln, lässt sich nicht aus seiner Berufsbezeichnung auf dem Türschild ablesen. So finden sich unter den Kinder- und Jugendpsychiatern, bei denen man von Berufs wegen von einer guten ADS-Kenntnis ausgehen kann, immer noch vereinzelt Fachvertreter, die das Krankheitsbild grundsätzlich infrage stellen oder sich den medikamentösen Behandlungsformen verschließen. Kinderärzte dagegen sind aufgrund ihrer Ausbildung eigentlich nicht hinreichend in kinderpsychiatrischer Diagnostik spezialisiert. Einige Kinderärzte mit sozialpädiatrischem Schwerpunkt und kinderpsychiatrischer Fortbildung haben sich aber sehr umfassend in die ADS-Thematik eingearbeitet und führen entsprechende Schwerpunkt-Praxen.

Vorsicht, Schnell-Diagnose!

Die kürzlich durch die Presse geisternde Nachricht, es gebe Spezialisten, die bereits nach drei Minuten eine ADS-Diagnose stellen könnten, darf nach heutigem Wissensstand als blanker Unsinn bezeichnet werden. Die Eltern sollten sich bei der Arztwahl auf ihr Bauchgefühl bzw. ihr Vertrauen verlassen: Wenn ein angeblich noch so spezialisierter Arzt die Diagnose bereits „im Türrahmen" stellt und dann möglicherweise gar sofort Ritalin oder Medikinet verschreibt, ist Skepsis geboten.

Leider gibt es auch Praxen, die den verzweifelten Eltern ungeprüfte, meist teure und privat zu finanzierende Behandlungsansätze anbieten, die nur zu ungünstigen Verzögerungen sachgemäßer Therapien und zu finanziellen Belastungen führen.

Beispielhaft sei die Behandlung mit Algen genannt, die massiv beworben wird, deren Wirkung aber wissenschaftlich nicht belegt ist.

An dieser Stelle möchte ich gleich einem Missverständnis vorbeugen:

Eine fortschrittliche, wissenschaftlich orientierte Medizin sollte nie alternative Behandlungsansätze unterdrücken, die sich in der Praxis bewährt haben. Wenn die Wirkung einer Behandlung noch nicht wissenschaftlich belegt ist, so kann es sich dabei dennoch um eine sehr gute Therapie handeln.

Berichten die Eltern aber übereinstimmend, dass die Therapie nutzlos war, sollte man gleich auf diese Behandlung verzichten. Teuer bedeutet in diesem Zusammenhang nicht automatisch hochwertig.

Wir haben daher im Rahmen der ADHD-Profil-Studie gezielt nach allen nur erdenklichen Therapien gefragt, welche die Eltern und Kinder als hilfreich erlebt haben. Die Frage, ob diese auch wissenschaftlich begründbar sind, muss bei dem Bestreben, die Versorgungslage von ADS-Kindern zu verbessern, zunächst in den Hintergrund treten. Verfahren, die Eltern als hilfreich erleben, müssen in einem zweiten Schritt wissenschaftlich geprüft werden. Dieser Prozess kann mitunter viele Jahre dauern.

Niemand wird erwarten, von dem vorliegenden Ratgeber einen „garantiert" richtigen Weg zu dem „garantiert" richtigen Diagnostiker oder Therapeuten gezeigt zu bekommen. Wer aber bereits über eine Kontaktadresse verfügt, sich Informationen vorab einholen kann und sich Gedanken zu der Fortbildungssituation der Ärzte und zu ihren Therapiemöglichkeiten gemacht hat, kann sich besser orientieren.

Wo finden Sie Informationen?

Der ideale Verlauf – leider sieht die Realität anders aus.

Wie bereits erläutert, lässt sich aus der Berufsbezeichnung nur indirekt auf den Kenntnisstand des Arztes schließen. Im günstigsten Fall wenden sich die Eltern an den Kinderarzt, der das Kind schon lange kennt. Dieser empfiehlt dann die Vorstellung bei einem Kinder- und Jugendpsychiater, mit dem er bereits eine gute Zusammenarbeit etabliert hat. Die Eltern erhalten dort kurzfristig einen Termin. Nach einer gründlichen und zügigen Diagnose, bei der auch Lehrer/Erzieher einbezogen werden, erfolgt eine Therapie, die bereits nach wenigen Wochen zu einer deutlichen Entlastung der Situation führt. In die Behandlung ist die ganze Familie einbezogen, sodass sich auch der Umgangston und der Alltag zu Hause verbessert. Das ehemals betroffene Kind entdeckt seine Freude an der Schule wieder, die Noten werden besser. Bald wird die Tochter oder der Sohn auch wieder eingeladen, die ganze Familie atmet auf.

Eine Fiktion? Ein Wunschtraum? Leider ja. Wie die ADHD-Profil-Studie zeigen konnte, sieht die Realität in Deutschland ganz anders aus. Verunsicherte Eltern, überlaufene Arztpraxen, lange Wartezeiten und frustrierende Therapieversuche bestimmen den Alltag der Betroffenen.

Ihr Vorteil: ADS ist ein heiß und ernsthaft in Fachwelt und Medien diskutiertes Thema.

Es gibt aber auch gute Nachrichten: Die ADHD-Profil-Studie hat gezeigt, dass in Deutschland mittlerweile ein zunehmendes Bewusstsein für ADS zu verzeichnen ist. Fortbildungen, Selbsthilfegruppen, Arztpraxen, Schulen und nicht zuletzt die Betroffenen selbst haben dazu beigetragen, dass Modellprojekte aufgelegt und die Forschung vorangetrieben werden. Damit liegt in der öffentlichen Debatte – auch wenn sie noch so kontrovers geführt werden mag – eine Chance.

Was in besonderer Weise optimistisch stimmt, sind umfassende bundesweite Aktivitäten von Selbsthilfeverbänden, die sich mittlerweile in Form einer bundesweiten Interessengemeinschaft zusammengetan haben.

Wir empfehlen Rat suchenden Eltern ausdrücklich den Kontakt zu einem der Selbsthilfeverbände, über die man aus erster Hand aktuelle Informationen über die Versorgungsstruktur einer Region erhält.

Suchen Sie Gleichgesinnte!

Selbsthilfeverbände sind unentbehrlich

Wie nicht anders zu erwarten, gibt es auch hier Verbände unterschiedlichster Couleur. Als gutes Zeichen für die Fähigkeit eines Selbsthilfeverbandes, sich seriös in größere Zusammenhänge integrieren zu können, mag die Bereitschaft angesehen werden, sich der überregionalen Interessengemeinschaft ADHD anzuschließen. Die einzelnen Verbände behalten darin ihre oft lokal gewachsene Tradition, nehmen aber gleichzeitig an überregionalen Aktivitäten teil. Damit werden sie Ansprechpartner für gesundheitspolitische Fragen und können weiter reichende Impulse setzen, indem sie beispielsweise Studien auf den Weg bringen oder an größeren Versorgungsnetzen teilnehmen.

So finden Sie seriöse Verbände.

Auf S. 117/118 sind die Anschriften einer Auswahl von Selbsthilfeverbänden genannt, die bundesweite Netze unterhalten, sodass Eltern regionale Informationen abfragen können.

Weitere Informationsquellen

Wenn Sie direkt nach einem Kinder- und Jugendpsychiater oder einem spezialisierten Kinderarzt suchen, können Sie sich auch an die Kassenärztliche Vereinigung (KV) Ihres Bundeslandes bzw. an Ihre Krankenkasse wenden und entsprechende Adressen erfragen.

Auch hier finden Sie kompetenten Rat.

Oder Sie wenden sich an die kinder- und jugendpsychiatrischen Fachgesellschaften:

Als besonders empfehlenswert schätze ich die gemeinsame Homepage des *Berufsverbandes der Ärzte für Kinder- und Jugendpsychiatrie und Psychotherapie in Deutschland* e. V.

21

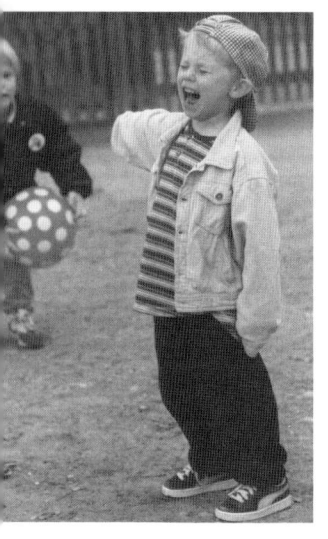

(BKJPP), der *Bundesarbeitsgemeinschaft der Leitenden Klinikärzte für Kinder- und Jugendpsychiatrie und Psychotherapie e. V.* (BAG) und des *Arbeitskreis Kinderpsychiatrie im Internet* (ASKII) ein. Sie finden die Adresse auf S. 118. Dort werden u. a. Adressen von Praxen, Tageskliniken und Kliniken mitgeteilt. Die Seite enthält viele „Links" zu anderen Informationsquellen und gibt einen guten Überblick über die kinder- und jugendpsychiatrische Versorgung.

Eher akademisch ausgerichtet ist die Homepage der *Deutschen Gesellschaft für Kinder- und Jugendpsychiatrie und Psychotherapie* (s. S. 117). Dort finden sich jedoch wichtige Stellungnahmen zu aktuellen Themen und insbesondere die Leitlinien zur Diagnose und Behandlung aller wichtigen kinder- und jugendpsychiatrischen Störungsbilder.

Der informierte Patient

Medien-Informationen, über die Sie als Eltern verfügen, haben Ihren Arzt vielleicht noch nicht erreicht.

Im Zeitalter des Internet kommen viele Patienten bereits mit Vorinformationen unterschiedlichster Qualität zu dem Arzt. Da die öffentliche Debatte über die Verschreibung von Methylphenidat (Ritalin, Medikinet) sehr emotional geführt wird, finden die Eltern – je nach Schlagworteingabe in die Suchmaschine bzw. nach persönlicher Interessenlage beim Anklicken von „Links" – von der Verteufelung bis zur Lobeshymne alle Positionen, die gegenüber einer medikamentösen Behandlung des ADS eingenommen werden.

Für den Arzt, der mit den Auswirkungen der Informationsflut über ADS in Presse und Internet bislang nicht konfrontiert wurde, sind vorinformierte Eltern eine Herausforderung. Prinzipiell ist die Möglichkeit, sich vorab zu informieren, jedoch sehr zu begrüßen. In unserer ADS-Sprechstunde hat es sich bewährt, bereits in einer frühen Phase der Behandlung auf die eigene Beschäftigung mit dem Krankheitsbild sowie auf die Sorgen und Ängste einzugehen. Für den Arzt steckt in dieser Herausforderung auch die Möglichkeit, einen Kontakt zu dem Patienten herzustellen, der von Offenheit geprägt ist.

Die Erwartungen, mit denen die Eltern den Arzt aufsuchen, sind oft von entscheidender Bedeutung für das Gelingen oder Misslingen einer Behandlung.

Teilen Sie dem Arzt mit, was Sie erfahren haben und selbst meinen.

Für die Eltern, an die sich dieser Ratgeber in erster Linie richtet, bedeutet dies die Aufforderung, die Sorgen und Ängste, die sich mit der bisherigen Beschäftigung mit dem betroffenen Kind und der Eigenlektüre ergeben haben, dem Arzt zu einem frühen Zeitpunkt mitzuteilen. Es geht weniger um den „Test", ob der Arzt sich in der ADS-Thematik auskennt, als vielmehr um den Aufbau einer stabilen und wirksamen therapeutischen Beziehung.

Der fortbildungsgeplagte Arzt

ADS wurde so intensiv wie kein zweites kinder- und jugendpsychiatrisches Krankheitsbild in den vergangenen Jahren beforscht. Die Zahl der wissenschaftlichen Studien ist nahezu nicht mehr überschaubar. Eine Schlagwortsuche für ADHD in *Pubmed*, der öffentlich zugänglichen Liste aller relevanten wissenschaftlichen Publikationen (s. S. 118), fördert 6.769 Einträge zu Tage. Die inhaltliche Beschäftigung mit der Thematik wird schnell zum Full-Time-Job, den sich der niedergelassene Arzt nicht leisten kann.

ADS ist eins der am besten erforschten Krankheitsbilder.

Für eine solide Diagnostik und Behandlung ist auch gar nicht erforderlich, dass Ihr Arzt diese Tausende von Studien gelesen hat. Für Sie als Eltern eines ADS-Kindes kommt es vielmehr darauf an, dass er die Möglichkeiten der kompakten Wissensvermittlung in Form von Fortbildungen oder Vorträgen nutzt. Auch wenn er an so genannten Qualitätszirkeln teilnimmt, kann er sehr praxisbezogenes Wissen erwerben. Und schließlich ist der tägliche Umgang mit Kindern und ihren Eltern selbst ein hervorragender Lehrmeister. Insbesondere dann, wenn für den Arzt ein wenig Zeit zum Nachdenken oder gar für eine so genannte Supervision bleibt, bei der er seine Patienten einem psychotherapeutisch und medizinisch qualifizierten Spezialisten regelmäßig vorstellt und dort Anregungen für die eigene Arbeit bekommt.

Viele Untersuchungen sind notwendig

Nicht immer führt allerdings das eigene Nachdenken zu verantwortlichem ärztlichen Handeln. So haben sich auch einige „Hochburgen" herausgebildet, die durch unrealistische Versprechen von Therapieerfolgen, durch Missachtung der Therapierichtlinien oder durch selbst gestrickte Diagnoseverfahren auffallen und sich einer wissenschaftlichen Diskussion verschließen.

Seien Sie misstrauisch, wenn eine einzige Untersuchungsmethode als Diagnosegrundlage dienen soll.

Ein Beispiel: Die vermeintliche Diagnostik eines ADS mittels Elektro-Encephalographie (EEG). Wie wir in einer Übersichtsarbeit (Huss & Lehmkuhl 2000) zeigen konnten, sind die für Kinder mit ADS beschriebenen EEG-Auffälligkeiten so unspezifisch, dass es geradezu unredlich ist, auf dieser Grundlage eine Diagnose zu stellen. Dennoch treffen wir in unserer Sprechstunde immer wieder auf Eltern, bei deren Tochter oder Sohn die Diagnose mit dem EEG „bestätigt" worden sei. Selbst wenn die entsprechenden Fachkollegen bei direkter Konfrontation ihre Positionen relativieren, belassen sie die Eltern in dem Glauben, eine „sichere" Diagnose für ihr Kind bekommen zu haben.

Es gehört zur ärztlichen Pflicht, die Eltern über den Sinn und die möglichen Ergebnisse jeder medizinischen Untersuchung zu informieren. Im Falle der ADS-Diagnostik muss darüber hinaus noch betont werden, dass es auch zu der ärztlichen Pflicht gehört, über Schlussfolgerungen zu informieren, die der Arzt aus seinen Untersuchungen zu ziehen gedenkt.

Auch in unserer ADS-Sprechstunde zählt das EEG zum Routineprogramm. Nicht jedoch, um die Diagnose zu bestätigen, sondern um andere Störungen wie etwa ein Anfallsleiden auszuschließen. Bei bestimmten Anfallsleiden – insbesondere bei der Absencen-Epilepsie – können die Symptome denen eines ADS sehr ähneln. Auch ist uns eine grob orientierende Einschätzung der Hirnfunktion und des Reifungsgrades mittels des EEG wichtig.

Die Funktion des EEG bei der Untersuchung

Noch immer ist vieles unerforscht

Die Fairness gegenüber dem Patienten und seinen Eltern gebietet dem gewissenhaften Arzt, darüber aufzuklären, dass der wissenschaftliche Kenntnisstand über ADS trotz großer Anstrengungen der letzten Jahrzehnte immer noch weit davon entfernt ist, dem Praktiker eine neurobiologisch fundierte Diagnostik zur Verfügung zu stellen.

Sie als Hilfe suchende Eltern sind zunächst darauf angewiesen, dass Ihnen der Arzt seine Sicht des Problems, seine Erklärung dafür und seine Therapievorschläge erläutert. Auch die vorgeschlagenen Untersuchungsmethoden und die Hinweise, welche Schlussfolgerungen daraus zu ziehen sind, können Ihnen einen guten Eindruck von dem Arzt verschaffen.

Wie können Sie als Eltern den Kenntnisstand des Arztes einschätzen?

Der aktuelle Stand der ADS-Forschung spiegelt sich aufseiten des praktizierenden Arztes in folgenden Positionen:

Heutiger Stand der ADS-Forschung

- Die Ursache des ADS ist maßgeblich von neurobiologischen Faktoren bestimmt. Dabei handelt es sich aber nicht um eine „Einbahnstraße", in der das Verhalten des Kindes genetisch vorbestimmt ist. Festgelegt sind nur Reaktionsbreiten, Begabungen, Möglichkeiten.

- Um diese Möglichkeiten zu nutzen, bedarf es günstiger sozialer Bedingungen, geistiger Anregungen und liebevoller und verlässlicher Erziehung.
- Ähnlich wie die Muskulatur Auskunft über den Trainingszustand des Patienten gibt, so spiegelt das Gehirn auf sehr komplexe Weise die „Nutzungsbedingungen" wider, unter denen es bisher stand.
- Verhält sich das Kind phasenweise (in bestimmten Situationen oder über kürzere Zeiträume hinweg) in Hinblick auf die Hauptsymptome des ADS unauffällig, so widerspricht dies keineswegs der Diagnose.
- Strukturierende Maßnahmen im sozialen Umfeld des Kindes sind wichtig (z. B. Regeln in der Familie und in der Schule).
- Die Sichtweise des Kindes, der Familie und des Lehrers wird in die Diagnostik und Behandlung einbezogen.
- Medikamente werden bei der Therapie-Empfehlung unter Achtung der diesbezüglichen elterlichen Einstellung berücksichtigt.
- Die Behandlung beschränkt sich nicht auf die Verschreibung von Tabletten, sondern berücksichtigt weitere kindbezogene, familienbezogene und ggf. umfeldbezogene psychologisch-therapeutische Maßnahmen.
- Ein Minimum an therapeutischer Betreuung stellen regelmäßige Kontakte (nicht nur Fünf-Minuten-Rezept-Kontakte) mit entsprechenden Kontrolluntersuchungen bei medikamentöser Behandlung in Kombination mit Elternberatung dar.
- Keine Ferndiagnosen.
- Keine Fernbehandlungen.

Arztwahl: Eine Frage des Vertrauens

Aus dem Gesagten geht bereits hervor, aber es soll noch einmal betont werden: Bei der Diagnose eines ADS handelt es sich um die subjektive Einschätzung eines Arztes. Ob dessen Urteil stimmt, kann nicht mit hinreichender Sicherheit an äußeren Merkmalen (Tests etc.) festgemacht werden. Kein Fragebogen, kein Punktwert auf einer noch so berühmten Checkliste, kein Test und keine Messung ist treffsicher genug, um die Diagnose zu objektivieren. Durch die Kombination verschiedener Verfahren lassen sich einzelne Befunde relativieren. Extremwerte bzw. sehr subjektiv gefärbte Sichtweisen lassen sich damit eingrenzen. Das Grundproblem der subjektiv klinischen Diagnose bleibt aber bestehen.

Grenzen der Diagnose

Wenn Sie bis zu dieser Stelle gelesen haben, ist vielleicht bei Ihnen der Eindruck entstanden, die Diagnosestellung sei ein Akt der Willkür. Dieser Eindruck wäre aber falsch. Nahezu alle psychiatrischen Krankheitsbilder werden durch klinische Einschätzungen definiert. Ob Schizophrenie, Depression, Angsterkrankungen, Phobien, Zwangsstörungen: Keine Diagnose lässt sich hinreichend genau „biologisch" absichern, trotzdem ist sie so real, dass sie die gesamte Biografie eines Patienten und seiner Angehörigen nachhaltig beeinflusst. ADS macht hier keine Ausnahme.

Sie als Eltern sind auf die Sicht des Arztes, der Arzt ist auf Ihre Sicht als Eltern angewiesen. Ein erster Vorgeschmack dafür, wie wichtig die Frage des Vertrauens im Rahmen der Diagnose und Behandlung ist. Dennoch wäre es ein Fehler, das Arzt-Patient-Verhältnis mit einem gleichberechtigten partnerschaftlichen Dialog gleichzusetzen. Sie als Eltern suchen Rat für Ihr Kind. Oft erscheint Ihnen die schulische Situation ausweglos, im Umgang mit dem Kind macht sich das Gefühl der Hilflosigkeit breit. Der Arzt hingegen hat die Rolle des Be-

Die Basis Ihrer Zusammenarbeit mit dem Arzt ist das Vertrauen.

ratenden, stellt Fragen, gibt Empfehlungen. Da er das Kind erst kurze Zeit kennt und sein Verhalten meist weder zu Hause noch in der Schule erlebt, ist er auf sachliche Information angewiesen. Die Frage des wechselseitigen Vertrauens ist dabei für beide Partner bedeutsam.

Je vertrauensvoller Sie als Eltern sich auf die Kompetenz des Arztes verlassen, desto eher werden Sie auch unangenehme Details der Krankengeschichte berichten, die für das Verständnis des Krankheitsentwicklung von Bedeutung sein können. Je vertrauensvoller Sie als Eltern dem Arzt gegenüber sein können, desto effektiver werden Sie auch seine Therapieempfehlungen umsetzen und Rückmeldung über positive und negative Wirkungen geben.

In diesem Sinne tut Vertrauen gut. Allen Beteiligten.

Je mehr der Arzt Ihnen vertrauen kann, desto mehr kann er sich auf die Vollständigkeit der zur Verfügung gestellten Informationen verlassen und desto genauer wird er die Störung auch von anderen, teils ähnlich erscheinenden Krankheitsbildern abgrenzen können (sog. Differentialdiagnose). Auch die Therapiemaßnahmen stehen unter einem günstigeren Stern, wenn sich ein offenes, wechselseitiges Vertrauensverhältnis aufgebaut hat. Der Arzt erhält genauere Rückmeldung darüber, wie eine bestimmte Therapie wirkt, und Sie als Eltern werfen die Flinte nicht so schnell ins Korn, wenn eine mühsame Verhaltensveränderung erübt werden muss. Oft empfiehlt der Therapeut auch Maßnahmen, die aus Elternsicht „nicht möglich" sind (z. B. störendes Verhalten ignorieren, erwünschtes Verhalten belohnen). Nur wenn Sie dennoch bereit sind, dem Arzt so viel Vertrauensvorschuss zu geben, die Maßnahme zu versuchen und Rückmeldung zu geben, besteht eine realistische Chance der Besserung.

Untersuchungen: Was wird der Arzt fragen?

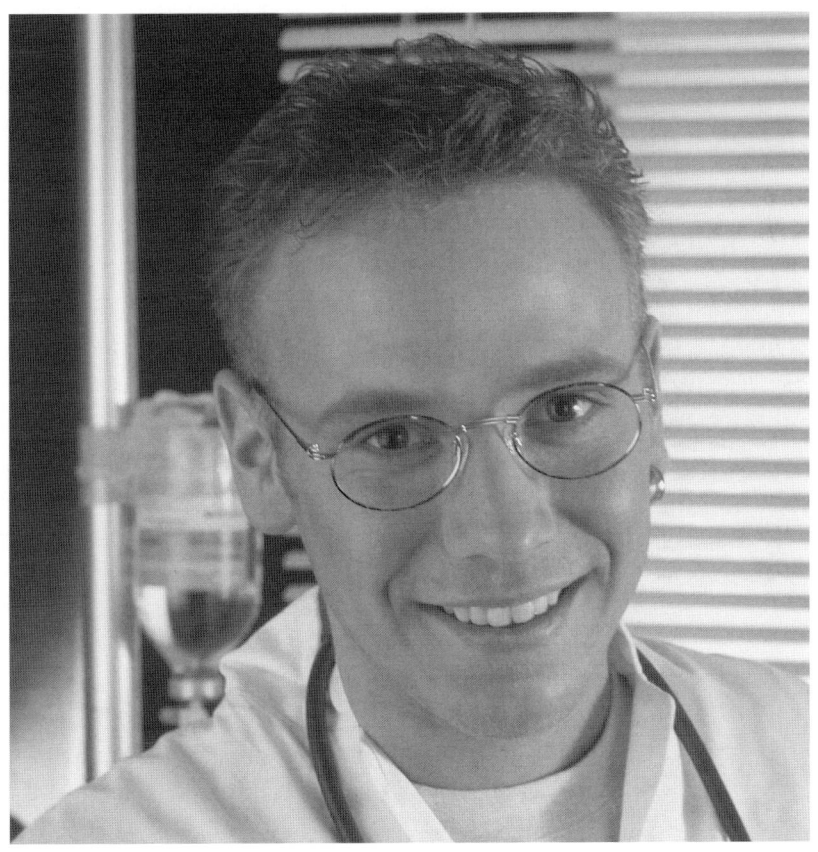

Wenn Sie die Hauptsymptome von ADS und die wichtigsten Diagnosemethoden kennen, kann Ihrem Kind schneller wirkungsvoll geholfen werden.

Unterlagen, die Sie mitbringen sollten

Medizinische Daten

Wenn der Kontakt mit dem Arzt hergestellt wurde, erhalten Sie telefonisch oder schriftlich Informationen darüber, was Sie zum ersten Untersuchungstermin mitbringen sollen. In der Regel handelt es sich dabei um bisherige medizinische und psychologische Vorbefunde, Unterlagen über die Schwangerschaft (Untersuchungsheft für Schwangere) und über die kindliche Entwicklung (U1 bis U9). Hilfreich sind Berichte aus dem Hort oder der Schule, in denen das Verhalten des Kindes außerhalb der Familie beschrieben wird.

Bei Schulkindern sind auch die Zeugnisse wichtig, da sie einerseits einen groben Eindruck von dem Leistungsstand des Kindes vermitteln und andererseits in dem Prosateil Verhaltensmerkmale enthalten, die für die diagnostische Einschätzung durch den Arzt wichtig sein können.

Stellungnahme der Lehrer

Oft gibt es auch Unterlagen über die Zuspitzung der Situation, die den Eltern dann in Form so genannter „blauer Briefe" oder als schriftlicher Tadel zugeschickt werden. Da die Einschätzung der schulischen Situation des Kindes durch den Arzt von entscheidender diagnostischer Bedeutung ist, kann es sich als sehr hilfreich erweisen, entsprechende Unterlagen gleich zur ersten Untersuchung mitzubringen.

Die Not der Lehrer ist oft sehr groß. Meist zieht sich der Konflikt mit dem ADS-Kind schon über längere Zeit hin, bis dann – häufig aus einer Zuspitzung der Lage heraus – einschneidende Maßnahmen wie Schulverweise oder andere drastische Sanktionen beschlossen werden. Meist bringt der Lehrer dann in Form eines Berichts die Zuspitzung der Lage zu Papier. Auch daraus erhält der Diagnostiker wichtige Hinweise auf die Situation des Kindes in der Schule.

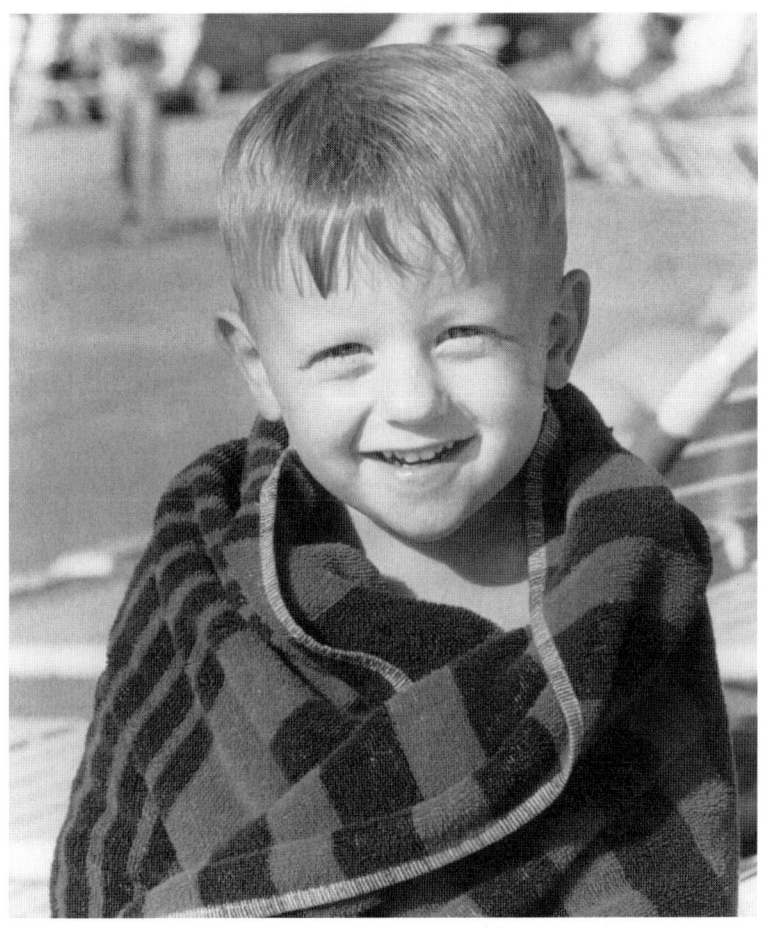

Fallbeispiel

Paul war sieben Jahre alt, als er von seiner Mutter in unserer Ambulanz vorgestellt wurde. Er hatte noch einen zwei Jahre älteren Bruder, mit dem er sich fast täglich stritt. Die Eltern hatten sich vor zwei Jahren getrennt, der Vater, der sehr impulsiv und eifersüchtig war, hatte im Streit die Wohnung vor zwei Jahren verlassen, erschien aber häufig in der ehemaligen Wohnung, um „nach dem Rechten" zu sehen. Die Mutter konnte sich nicht

*Zoff zu Hause,
Zoff in der Schule*

klar gegen ihn abgrenzen, worunter sie sehr litt. Paul fiel durch eine deutliche Bewegungsunruhe auf und konnte sich nur kurz auf eine Sache konzentrieren. Er war nicht aggressiv, tat jedoch nur selten, was man von ihm verlangte. Wenige Wochen nach der Einschulung erhielt die Mutter einen vierseitigen Brief der Klassenlehrerin, in dem genau dokumentiert war, wie Paul den Klassenrahmen sprengte. Wie zum Beweis waren dem Brief Fotos beigefügt, die Paul einmal unter dem Tisch liegend und einmal mit Stiften in den Ohren zeigten.

Fragebogen

Wozu dienen diese Fragen? In vielen Arztpraxen und Kliniken wird den Eltern bereits nach dem ersten telefonischen oder schriftlichen Kontakt ein Fragebogen über das Verhalten des Kindes zugeschickt. Dieser soll zur Erstuntersuchung ausgefüllt mitgebracht werden. Teilweise wird der Fragebogen auch erst im Wartebereich ausgehändigt. In manchen Praxen und klinischen Einrichtungen werden Sie als Eltern möglicherweise von Fragebogen verschont. In Einrichtungen, die sich intensiv mit ADS beschäftigen, dürfte das jedoch die Ausnahme sein. Schließlich spielen die Fragebogen für die systematische Erfassung der kindlichen Verhaltensauffälligkeiten eine wichtige Rolle. Für die Eltern ist es wichtig zu wissen, dass die Diagnose eines ADS nicht mittels eines Fragebogens gestellt werden kann. Die ermittelten Punktwerte für einzelne Skalen (Problembereiche) dienen dem Diagnostiker jedoch als wichtiger Hinweis.

Woran erkennt nun der Diagnostiker das ADS?

Auf den ersten Blick scheint dies einfach: Er beachtet die drei Hauptsymptome (s. S. 33–38), schaut auf deren Zeitverlauf (s. S. 39/40), erkundigt sich, ob die Probleme über verschiedene Lebensbereiche hinweg auftreten (s. S. 40), und schließt eine Reihe von anderen Erklärungen bzw. Erkrankungen aus. An dieser Stelle ist man geneigt hinzuzufügen: „Der Nächste bitte!"

Die Realität sieht meist anders aus. Das verschüchterte Kind sitzt erstaunlich brav im Untersuchungszimmer. Die Eltern finden die Schule schlecht, die Versetzung ist gefährdet. Und günstigenfalls entwickelt nun der Arzt das dringende Bedürfnis, mehr über das Kind zu erfahren, Ordnung in die Fülle der Einzelinformationen zu bekommen.

Die Hauptsymptome von ADS

Was genau versteht man unter den sog. Hauptsymptomen? Sie sind schon auf S. 13 kurz benannt und seitdem wiederholt erwähnt worden. Jetzt sollen sie genauer beschrieben werden.

Störung der Aufmerksamkeit

Allen Erscheinungsformen des ADS gemeinsam sind die Aufmerksamkeitsprobleme. Die Kinder bleiben nur kurz bei einer Sache. Ihr Spiel ist davon geprägt, dass vieles neu begonnen, wenig aber vertieft wird. Situationen, in denen Aufmerksamkeit und längere Konzentration erforderlich sind, meiden ADS-Kinder zunehmend. Es sei denn, es handelt sich um Fernsehen oder Beschäftigungen mit hohem Anreiz-Charakter (z. B. Gameboy, Stickers, die Mama unbedingt kaufen muss, Lieblingsbeschäftigungen etc.). Erstaunliche Geduld können ADS-Kinder auch bei der Demontage z. B. von Elektrogeräten haben. Wird ihr Erkundungstrieb mit raschen Erfolgen belohnt, so können sie länger bei der Sache bleiben. Verständlich ist dann auch die leidvolle Erfahrung der Eltern, dass der Weg zurück (Zusammenbau, Aufräumen etc.) viel schlechter gelingt.

Nur kurz bei der Sache, immer auf der Suche nach etwas Neuem: Ist das Ihr Kind?

Welches gesunde Kind würde dies aber nicht tun? Sind damit alle Kinder aufmerksamkeitsgestört? Der entscheidende Unterschied liegt daran, ob das Verhalten dem Alter Ihres Kindes angemessen ist. Von einem dreijährigen Kind verlangt man weniger Konzentration und Selbstdisziplin als von einem fünfjährigen oder gar von einem Kind in der dritten Klasse.

ADS-Kinder fallen besonders im Vergleich mit ihren Altersgefährten auf.

Dies ist auch der Grund, warum ADS-Kinder immer dann auffallen, wenn sie mit Gleichaltrigen verglichen werden, wie dies in der Schule, dem Kindergarten oder dem Kinderhort der Fall ist. In der Familie sind Sie als Eltern gewohnt, individuell abgestufte Anforderungen an Ihre Kinder zu stellen. In der Schule gibt es ein Klassenziel. Alle Schüler schauen konzentriert auf die Tafel, nur Paul nicht. Alle machen ihre Hausaufgaben, nur Paul nicht.

Die Fragekunst des Diagnostikers besteht somit auch darin, einen genauen Eindruck zu bekommen, ob das von den Eltern beschriebene Verhalten dem Alter und Entwicklungsstand des Kindes angemessen ist. Gleichzeitig muss er erkennen, wenn Eltern möglicherweise dazu neigen, zu hohe oder zu niedrige Anforderungen an das Kind zu stellen.

Typische Schulprobleme

In der Schulzeit wirken Kinder mit Aufmerksamkeitsproblemen verträumt, vermeintlich wenig interessiert. Sie bekommen oft die Aufgabenstellung nicht richtig mit, versuchen dann bei dem Sitznachbarn die fehlenden Informationen einzusammeln. Ähnlich geht es ihnen, wenn die Hausaufgaben erläutert werden. Mit zunehmendem Alter erwerben sie den Ruf, unzuverlässig zu sein. Sie hören nur mit einem Ohr zu, lassen sich unterwegs von so vielem ablenken, dass sie die Aufgaben oder das eigentliche Ziel vergessen. Zeit- und Arbeitspläne scheinen ihnen fremd. Wenn in der Klasse hingegen „action" angesagt ist, sind sie dabei. Das fesselt für eine Zeit die Aufmerksamkeit.

Störung der Impulskontolle

Die Störung der Impulskontrolle ist das Hauptsymptom, das die größten sozialen Schwierigkeiten nach sich zieht. Ein Teil der ADS-Kinder fällt schon früh durch Wutausbrüche und lautes Schreien auf. Impulskontrollgestörte Kinder fallen anderen ins Wort. Sie missachten die Grenzen der anderen, indem sie – oft wie beiläufig – andere Kinder schubsen, kneifen oder einfach nur anfassen, ohne dass diese es wollen. Die Wutausbrüche in der Schule und zu Hause haben in der Regel nichtige Anlässe, an die sich schon nach wenigen Tagen niemand mehr recht erinnern kann. Die Spuren der Wutanfälle und Impulsdurchbrüche – etwa im Spielzimmer – bleiben hingegen deutlich länger erhalten.

Hier entstehen schwer wiegende soziale Probleme.

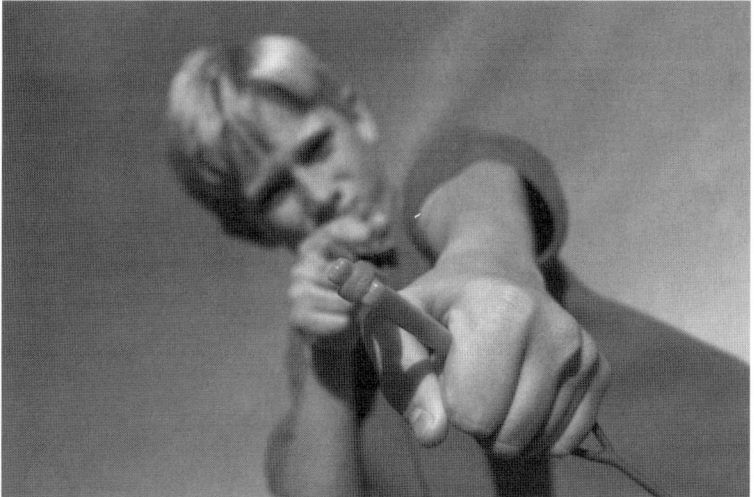

Auch der Körper des ADS-Kindes trägt häufig Spuren: Durch die mangelnde Fähigkeit, Gefahren richtig einzuschätzen, verletzt es sich häufiger als gesunde Kinder. Ungünstig verstärkend kommt die Faszination für Geschwindigkeit hinzu, die vom Dreirad über Roller und Fahrrad bis hin zum Auto und

Das Kind gefährdet sich und andere.

Motorrad zu einer ernsten Bedrohung werden kann. In vielen Verlaufsstudien konnte gezeigt werden, dass ADS-Kinder im Erwachsenenalter überzufällig häufig Geschwindigkeitsüberschreitungen begehen und häufiger an Verkehrsunfällen beteiligt sind. Impulsivität lässt sich auch gut an roten Ampeln studieren. Während der vernunftgesteuerte Fahrer auf die Lichtzeichen wartet und dann normal anfährt, verhalten sich impulsiv gestörte Fahrer ohne ersichtlichen Grund wie bei einem Formel-1-Start.

Nur nicht warten müssen!

Die rote Ampel bringt noch eine andere Eigenschaft zum Vorschein, die mit der Störung der Impulskontrolle verbunden ist: die Unfähigkeit zu warten. Frühzeitig lernen ADS-Kinder, Wartesituationen zu vermeiden bzw. ihnen durch Aktivität zu entkommen. Teilweise berichten die Eltern, die Kinder provozierten geradezu den „Stress" mit ihnen durch Clownerien oder Fehlverhalten, um Wartezeiten nicht als solche erleben zu müssen.

Besonders deutlich wird die Unfähigkeit zu warten, wenn es um Belohnungen geht. In der kinderpsychiatrischen Forschung hat sich der Begriff des „Belohnungsaufschubs" (*delay of gratification*) herausgebildet, der bei ADS-Kindern fast immer auffällig ist. Vor die Wahl gestellt, „den Spatz in der Hand" oder „die Taube auf dem Dach" zu wählen, entscheiden sich ADS-Kinder meist für den Spatz, d. h. die kleine Belohnung sofort. Bis die große Belohnung kommt, könnte es schon zu spät sein. Zu viel Zeit, durch störendes Verhalten die Taube dann doch noch abgesprochen zu bekommen.

Wir fordern von unseren Kindern, Belohnung abzuwarten.

Unsere Kultur legt großen Wert darauf, Kindern beizubringen, Belohnungen aufzuschieben. Man reißt das Geschenk nicht sofort auf, sondern singt zuvor vielleicht noch eine Reihe von Weihnachtsliedern. Man isst nicht „drauflos", sondern wartet, bis alle am Tisch sitzen. Ohne Belohnungsaufschub würde die Gesellschaft nicht funktionieren, sei es im

Bereich der Sexualität, der Vergütung von Leistung oder in der beruflichen Qualifikation.

Für impulsiv gestörte ADS-Kinder übersteigt die Zeitdimension, die von ihnen als Belohnungsaufschub verlangt wird, häufig das innere Maß der Einfühlbarkeit. Ich soll mich heute anstrengen, um in einem Jahr vielleicht ein besseres Zeugnis zu bekommen? Und morgen das gleiche Spiel, und übermorgen ...?

Die Unfähigkeit, Impulse zu kontrollieren, führt in Streitsituationen leider häufig dazu, dass ADS-Kinder ihre eigene Steuerungsfähigkeit verlieren, laut werden und oder gar zuschlagen. Der Diagnostiker ist gut beraten, sich den letzten Konflikt, den das ADS-Kind in der Schule mit einem anderen Kind hatte, sehr genau beschreiben zu lassen. Oft wird er dabei feststellen, dass das ADS-Kind „ohne Rücksicht auf Verluste" gehandelt hat. Möglicherweise war sein oft sehr gut ausgeprägter Gerechtigkeitssinn verletzt, und sein Angriff erfolgte gegen ein viel größeres Kind, bei dem es sich besser zurückgehalten hätte. Die Auseinandersetzungen sind hitzig, spontan und emotional. Findet der Diagnostiker Zeichen einer geplanten, vorsätzlichen Tat im Sinne von Racheakten oder gezielten Quälereien, so ist an eine zusätzlich vorhandene Störung des Sozialverhaltens zu denken. Der reine Impulsdurchbruch eines ADS-Kindes hat wenig Vorsätzlichkeit und geht oft zu dessen Schaden aus.

Im Streit ohne Rücksicht auf Verluste. Das ADS-Kind handelt spontan, nicht vorsätzlich.

Motorische Unruhe

Bereits in der frühen Kindesentwicklung werden ADS-Kinder als unruhig beschrieben. Mütter, die mehrere Schwangerschaften erlebt haben, berichten rückblickend häufig, dass die betroffenen Kinder sich bereits im Mutterleib verstärkt bewegt hätten. Bei einigen Kindern ist die motorische Unruhe weniger stark ausgeprägt, sodass diese nicht sofort als

„Zappelphilippe" auffallen. Für die Diagnose eines ADS muss die motorische Unruhe nicht zwangsläufig vorhanden sein. Feinanalysen der Motorik, die wir bei 1.100 Kindern in unserer Klinik durchgeführt haben, zeigten jedoch, dass auch bei den weniger zappeligen Kindern unter Ruhebedingungen ein höheres Aktivitätsniveau zu verzeichnen war.

Jungen sind stärker betroffen. Mit dem Erwachsenwerden lässt die körperliche Unruhe nach.

Sehr eindrücklich lassen sich in der motorischen Unruhe die durchgängig höheren Werte für Jungen nachweisen. Klar zu erkennen ist auch der Alterseffekt. Mit zunehmender Reifung bis hin zur Pubertät lässt die spontane motorische Unruhe nach, um dann im Alter von etwa 17 Jahren auf einem Erwachsenen-Tiefstand angekommen zu sein.

Kinder, die mit ihrer Spontanmotorik deutlich unterhalb ihrer Alters- und Geschlechtsnorm lagen, litten mehr unter depressiven Symptomen wie Traurigkeit, Selbstwertproblemen und psychosomatischen Beschwerden.

Nicht jedes ADS-Kind zappelt herum.

Generell ergibt sich für den Diagnostiker folgende Schwierigkeit: Die motorische Unruhe ist das am einfachsten zu beobachtende Symptom, es trägt aber nur bei einem Teil der ADS-Kinder zu der Diagnose bei.

Zusatzkriterien für ADS

Wie schon erwähnt, sind die drei Hauptsymptome (Aufmerksamkeitsstörung, Störung der Impulskontrolle und motorische Unruhe) für sich allein genommen nicht eindeutig genug, um eine Diagnose stellen zu können.

Der Diagnostiker wird Sie auch nach anderen Dingen fragen, die zusätzlich dafür sprechen, dass Ihr Kind tatsächlich ein ADS-Kind ist.

Zeitstabiles und frühes Auftreten
(so genanntes Zeitkriterium)

Die Diagnose ADS darf nur gestellt werden, wenn die Hauptsymptome einem bestimmten Zeitverlauf folgen. Dabei ist es wichtig, dass die charakteristischen Probleme des ADS-Kindes sich gewissermaßen wie eine Grundmelodie, wie ein roter Faden, durch die Biografie ziehen. Definitionsgemäß müssen sie vor dem siebenten Lebensjahr aufgetreten sein und mindestens ein halbes Jahr anhalten.

Wann traten die Symptome auf, wie lange halten sie an?

Beide Merkmale müssen aus klinischer Sicht als „akademisch", d. h. bedingt gültig, weil nur theoretisch möglich, bezeichnet werden. Viele Experten haben sich der Auffassung angeschlossen, dass das Zeitfenster von einem halben Jahr keine brauchbare Diagnosegrundlage ist. Es dient nur dem Zweck, ADS von kurzfristigeren Belastungsstörungen oder anderen Erkrankungen abzugrenzen. Man wird in der Praxis aber kein Kind finden, bei dem die Symptome beispielsweise nur für sieben Monate bei sonst unauffälligem Verlauf vorhanden sind.

ADS ist eine stark neurobiologisch verankerte Störung. Die erbliche Veranlagung, die Lernprozesse mit den oben beschriebenen Problemen: Sie treten nicht für einen umschriebenen Zeitraum auf, sondern sind prinzipiell lebenslange Vorgänge. Sie funktionieren aber auch nicht nach dem „Alles-oder-Nichts-Gesetz". Aufmerksamkeitsstörung, Impulskontrollstörung und motorische Unruhe verhalten sich – je nach Reifungsgrad – ähnlich wie die Körpergröße oder das Körpergewicht einer Gesellschaft. Es gibt 8-Jährige, die sich sehr gut konzentrieren können, und solche, denen dies nicht so gut gelingt. Nähme man die Aufmerksamkeitsleistung eines bestimmten Tests aller 8-jährigen Kinder Deutschlands, so ergäbe sich eine Verteilung mit feiner Abstufung von extrem gut bis extrem schlecht. Wenn bei Ihrem Kind ein Grad

ADS wächst sich nicht aus. Es ist eine Veranlagung wie andere auch.

erreicht oder ein bestimmter Punktwert unterschritten ist, d. h. deutlich von dem für dieses Alter und Geschlecht Üblichen abweicht, wird der Diagnostiker von „Symptomen mit Krankheitswert" sprechen.

Es bleibt damit als erstes Zusatzkriterium festzuhalten: Die Hauptsymptome müssen in der Regel schon vor Eintritt in die Schule aufgetreten und zeitstabil vorhanden sein.

Situationsübergreifendes Auftreten (so genanntes Setting-Kriterium)

Treten die Symptome überall auf?

Selbst wenn alle drei Hauptsymptome und das Zeitkriterium erfüllt sind, so ist damit die Diagnose immer noch nicht abgesichert. Zusätzlich muss das so genannte Setting-Kriterium erfüllt sein. Wir unterscheiden drei Settings (Lebens-/Untersuchungsbereiche): die Familie, die Schule und die Praxis/Klinik.

Je nach Klassifikationssystem, nach dem die Diagnose erstellt wird, werden verschieden harte Anforderungen an das Setting-Kriterium gestellt. In der härtesten Lesart ist zu fordern, dass die drei Hauptsymptome und das Zeitkriterium in allen drei Settings auftreten. Mit anderen Worten: Ein Kind, das an einer ausgeprägten Form der Störung leidet, fällt durch Aufmerksamkeitsstörung, mangelnde Impulskontrolle und motorische Unruhe schon früh und über einen längeren Zeitraum sowohl zu Hause als auch in der Schule wie auch in der Untersuchung des Arztes auf.

Damit steht das „diagnostische Gerüst"

Ohne Ihre Hilfe kann der Arzt keine Diagnose stellen.

In der Praxis wird der Arzt nicht alle Bausteine zu seiner Diagnose eigenständig zusammentragen können. Da er das Kind meist erst kennen lernt, wenn sich die Probleme schon eine längere Zeit hinziehen, wird er die frühere Entwicklung nur erfragen bzw. sich aus Unterlagen im Nachhinein ein Bild verschaffen können. Auch wird er selten über die Möglichkeiten verfügen, selbst Verhaltensbeobachtungen in der Schule durchzuführen. Er ist daher auf gute und systematische Information sowohl der Eltern als auch der Lehrer angewiesen.

In jüngster Zeit beobachten wir einen Trend, angesichts der Schwierigkeiten, von Lehrern ausführliche Verhaltensrückmeldungen über Schüler zu bekommen, auf das Lehrerurteil bei der Diagnostik zu verzichten.

Ich halte diesen Trend für falsch und gebe zu bedenken, dass es eine Vielzahl von Kindern gibt, über deren Verhaltensprobleme sich der Arzt und die Eltern recht bald „einig" sind. Die nachträglich eingeholte Einschätzung durch den Lehrer steht aber in deutlichem Gegensatz zu den Schilderungen der Eltern. Hätte man sich nur auf das Urteil der Eltern und seinen eigenen Eindruck verlassen, wäre eine gravierende Fehleinschätzung zustande gekommen. Die strikte Einhaltung des Setting-Kriteriums bietet einen gewissen, wenn auch nicht hinreichenden Schutz vor Fehldiagnosen.

Das Urteil der Lehrer ist unentbehrlich.

In jedem Fall sollten die Eltern aber darauf dringen, dass die Lehrereinschätzung bei der Diagnose berücksichtigt wird.

Diagnosen nach DSM-IV und ICD-10

Die internationale Klassifikation psychischer Störungen orientiert sich derzeit an zwei großen Systemen. Dies ist zum einen das in den USA entwickelte DSM-IV (*Diagnostisches und Statistisches Manual Psychischer Störungen* in der vierten Auflage). Zum anderen handelt es sich um das für Deutschland und viele europäische Länder verbindliche Klassifikationssystem der Weltgesundheitsorganisation ICD-10 (*Internationale Klassifikation psychischer Störungen* in der zehnten Auflage). Die Systeme sind größtenteils deckungsgleich. Für den

Definitionen, an denen Ihr Arzt sich orientieren wird

Bereich ADS sind die Symptombeschreibungen gleich, die Kriterien, wie die Symptome auftreten müssen, weichen jedoch ab. Das DSM-IV hat weniger harte Kriterien als die ICD-10, sodass nach DSM-IV die Diagnose häufiger vergeben wird.

DSM-IV unterscheidet drei Typen des ADS (korrekterweise ADHD):

1. primär aufmerksamkeitsgestörter Typ;
2. primär impulsiv/hyperaktiv gestörter Typ;
3. kombinierter Typ.

Der in diesem Buch durchgängig verwendete Begriff „ADS" entspricht am ehesten dem primär aufmerksamkeitsgestörten Typ. Wie schon in der Einleitung betont, wird ADS hier – einem häufigen Sprachgebrauch wie auch der Verwendung in anderen Ratgebern des Verlages folgend – im Sinne des Oberbegriffs ADHD verwendet.

Die ICD-10 unterscheidet im Wesentlichen zwei Formen:

1. einfache Aktivitäts- und Aufmerksamkeitsstörung;
2. hyperkinetische Störung des Sozialverhaltens.

Was noch hinzukommt

Mögliche Zusatzsymptome

Wenn Sie andere Ratgeber oder andere Veröffentlichungen über ADS lesen, werden Sie eine Fülle weiterer Symptombeschreibungen finden. Dort werden u. a. angeführt: Stimmungsschwankungen, Legasthenie, Rechenstörung, Schlafstörungen, Selbstzweifel, Messie-Syndrom (Unfähigkeit, Ordnung zu halten), feinmotorische Ungeschicklichkeit, Probleme mit der Dosierung von Kraft, Entwicklungsverzögerung, Hochbegabung, Tic-Störungen, Depressionen, Einnässen, Nahrungsmittelunverträglichkeit, Allergien, Winkelfehlsichtigkeit und vieles mehr.

Da es den Rahmen dieses Buches sprengen würde, kann nur kursorisch auf diese Punkte eingegangen werden. Allgemein ist zu sagen, dass ein „reines" ADS schon fast eine Rarität darstellt. Wie wohl kein zweites kinderpsychiatrisches Krankheitsbild treten bei ADS-Kindern zusätzliche Probleme und Störungen auf. So ist bekannt, dass 30 bis 40% der ADS-Kinder auch an einer Lese-Rechtschreib-Störung leiden. Häufig geht ADS mit Tics (s. S. 77–79) bzw. mit einem Tourette-Syndrom (s. S. 77) einher. Des Weiteren finden sich Einnässen, Depressionen, emotionale Störungen, Störungen des Sozialverhaltens, Schlafstörungen und viele andere Störungen gehäuft bei ADS-Kindern.

Wahrscheinlich hat auch Ihr Kind mit zusätzlichen Problemen zu kämpfen.

Allgemein gesprochen: ADS stellt einen Risikofaktor für die Entwicklung weiterer Störungen dar. Man darf daraus aber nicht den falschen Schluss ziehen, die zusätzlich genannten Störungen und Symptome seien bestimmend für das Krankheitsbild.

Sie können dem Arzt durchaus als Hinweis dienen, die Diagnostik in Richtung ADS zu vertiefen. Sie sind aber nicht beweisend (oder technischer ausgedrückt: nicht hinreichend und notwendig) für die Diagnose. Diese stellt sich ausschließlich auf Grundlage der drei Hauptsymptome unter Beachtung der beiden Zusatzkriterien.

Notwendige, wünschenswerte und überflüssige Zusatzuntersuchungen

Wie schon auf S. 27/28 erwähnt, steht bei der Diagnostik die klinische Einschätzung des erfahrenen Arztes im Mittelpunkt. Zur Strukturierung der Ergebnisse wird er voraussichtlich auch bei Ihrem Kind zusätzliche Mittel einsetzen, die Ihnen hier vorgestellt werden.

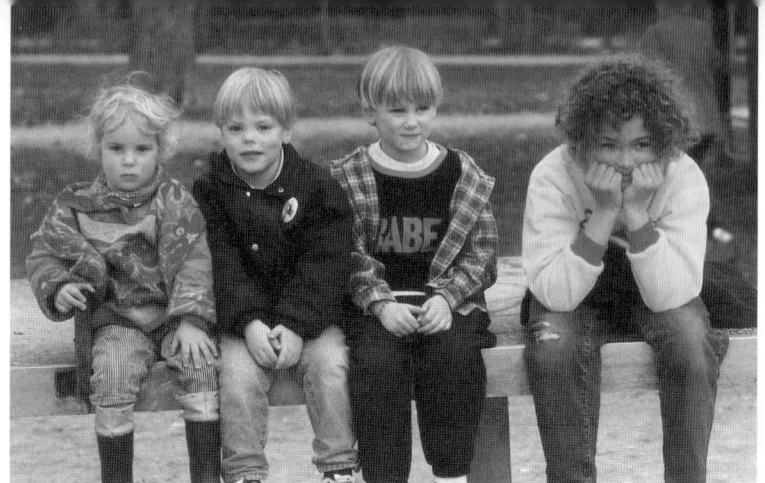

Interview

Was erwartet Sie?

Viele Experten fordern für die Diagnosestellung die Durchführung eines strukturierten oder halbstrukturierten klinischen Interviews. Bei strukturierten Interviews ist der Untersucher gehalten, die Fragen wörtlich vorzulesen und die im Interview vorgegebenen Sprungregeln genau einzuhalten (z. B. Frage A: „War Paul in den vergangenen vier Wochen über längere Phasen des Tages traurig?" Sprungregel: Wenn Frage nach Traurigkeit verneint wird, weiter mit Frage B).

Strukturierte Interviews sind Forschungsinstrumente, die in der Praxis wohl nie eine Bedeutung spielen werden. Sie haben mehrere Nachteile: Je öfter man „Nein" sagt, desto schneller ist das Interview vorbei. Weiterer Nachteil: Obwohl der Untersucher bereits einiges über seinen Patienten weiß, muss er stur die Fragen wörtlich durchgehen. Das irritiert sowohl den Patienten als auch den Untersucher.

Halbstrukturierte Interviews im Internet

Als wesentlich positiver und praxisnäher erweisen sich dagegen die halbstrukturierten Interviews. Das derzeit weltweit bekannteste Instrument dieser Art ist das K-SADS, das von einer universitätsübergreifenden kinderpsychiatrischen Arbeitsgruppe um Prof. Fritz Poustka ins Deutsche übersetzt und auf ICD-10-Verhältnisse angepasst wurde. Es kann im Internet von der Homepage der *Frankfurter Kinder- und Jugendpsychiatrie* (s. S. 118) kostenlos heruntergeladen werden.

Halbstrukturierte Interviews geben dem Untersucher die Freiheit, Fragen in eigenen Worten und in einer dem Gespräch angepassten Reihenfolge zu stellen. Er ist nur verpflichtet, alle relevanten Bereiche abzufragen. Um das Vorgehen zu beschleunigen, gibt es in besagtem K-SADS einen so genannten Screening-Teil (Übersichts-Teil) und mehrere Vertiefungsteile, die erst abgefragt werden müssen, wenn sich im Screening-Teil Hinweise ergeben. Dennoch dauert das Interview mitunter sehr lang (ein bis drei Stunden), was sich ein niedergelassener Arzt ebenfalls nicht leisten kann.

Realistischerweise wird es daher in den meisten Fällen bei einem ausführlichen Gespräch zwischen Arzt, Eltern und Kind bleiben, aus dem der Arzt dann – unter Berücksichtigung weiterer Informationsquellen und Untersuchungen – aufgrund seiner Erfahrung und Qualifikation eine Diagnose stellt. Selbst wenn der Praktiker aus Zeitgründen nicht in der Lage sein wird, ein K-SADS in voller Länge durchzuführen, macht es dennoch für ihn Sinn, das Instrument anzusehen und nach Möglichkeit in Einzelfällen zu erproben. Unsere eigene Erfahrung mit dem K-SADS hat gezeigt, dass sich schon die Kenntnis des Instruments günstig auf die klinische Fragetechnik auswirkt.

Zeitaufwändig, aber eine gute Grundlage: K-SADS

Fragebogen

Für unverzichtbar halten wir die systematische Befragung der Lehrer bzw. Horterzieher oder anderer außerhäuslicher Betreuungspersonen. Wenn ein persönliches Gespräch zwischen Diagnostiker und Lehrer zustande kommt, ist das sehr zu begrüßen. In jedem Fall sollte aber ein kurz gehaltener, international etablierter Fragebogen von dem Lehrer ausgefüllt werden, um dem Arzt eine vergleichende Einschätzung mit den übrigen Befunden zu ermöglichen.

Der weltweit im Zusammenhang mit ADS-Diagnostik am häufigsten eingesetzte Fragebogen wurde Ende der 60er-Jah-

Ältere Frage-bogen ...

re von Prof. Keith Conners entwickelt und seither mehrfach überarbeitet. Die kürzeren Versionen (z. B. mit 28 Fragen in der Lehrerversion) sind übersichtlich und lassen sich in ein bis drei Minuten ausfüllen.

Immer wieder wurden die Conners-Skalen als veraltet kritisiert. Der Vorteil traditioneller Fragebogen ist aber ihre internationale Vergleichbarkeit sowie die genaue Kenntnis über Stärken und Schwächen des Fragebogens aus einer Fülle von Studien. Für die Lehrerversion der Conners-Skalen haben wir kürzlich einen internationalen Vergleich für Deutschland durchgeführt (Huss et al. 2002), der eine weitere Nutzung des Instruments rechtfertigt.

... und neuere Ansätze ...

Ein neueres Instrument ist das von Prof. Robert Goodman entwickelte *Strengths and Difficulties Questionnaire* (SDQ), das für nicht-kommerzielle Zwecke aus dem Internet als offizielle deutsche Fassung heruntergeladen werden kann (s. S. 118). Die Göttinger Arbeitsgruppe um Prof. Ari Rothenberger hat sich um die Verbreitung und Evaluation der SDQ in Deutschland verdient gemacht. Eine deutsche Normierung der Elternversion liegt vor (Woerner et al. 2002). Die Lehrerversion ist noch nicht für Deutschland normiert.

Der SDQ hat wie die Conners-Skalen den Vorteil, dass er innerhalb weniger Minuten ausgefüllt werden kann. Darüber hinaus erfragt er nicht nur Probleme und Schwächen, sondern auch gezielt die positiven Eigenschaften der Kinder.

Die zeitaufwändigsten international etablierten Fragebogen sind die Verfahren von Prof. Thomas Achenbach (*Child Behavior Checklist, Teacher Report Form, Youth Self Report*). Sie geben dem Diagnostiker einen sehr guten Überblick über die Verhaltensauffälligkeiten. Für den Bereich der Aufmerksamkeitsstörungen zeigte der Fragebogen aber in vielen Studien Schwächen. Darüber hinaus ist er mit einer Ausfüllzeit von etwa 15 Minuten recht zeitaufwändig.

Alle genannten Verfahren liegen in Parallelversionen für Lehrer und Eltern vor. Die Instrumente von Prof. Goodman und von Prof. Achenbach verfügen darüber hinaus noch über Schülerversionen, die sinnvollerweise ab dem 11. Lebensjahr eingesetzt werden können. Jüngere Kinder sollten besser im Rahmen eines Spielkontakts oder einer freien Gesprächssituation befragt werden. Fragebogendaten haben sich in vielen Studien bei Kindern unter 11 Jahren als nicht aussagekräftig genug erwiesen.

... geben dem Diagnostiker Aufschluss.

Körperliche Untersuchung

Eine gründliche körperliche Untersuchung halten wir – auch in Hinblick auf eine möglicherweise bevorstehende medikamentöse Behandlung – für eine ärztliche Pflicht. Da die Stimulanzien Auswirkungen auf den Blutdruck und in geringem Maße auf die Reizleitung im Herzen haben können, sollte ein Augenmerk der Untersuchung auf dem Kreislaufsystem liegen. Weitere Augenmerke gelten Hinweisen auf Erkrankungen der Leber, der Nieren wie des Blutes. Körpergröße und Gewicht sind ebenfalls für die Frage einer medikamentösen Behandlung von Bedeutung, insbesondere wenn diese Werte im unteren Bereich der Altersnorm liegen. Ein ohnehin schon schlechter Esser kann unter Stimulanzien in kritische Bereiche des Untergewichts kommen. Ein ohnehin schon kleinwüchsiges Kind kann durch die Medikation zusätzliche Zentimeter in der Endgröße einbüßen.

Darauf darf nicht verzichtet werden.

Apparative Diagnostik

Keine noch so aufwändige apparative Untersuchung ist derzeit in der Lage, ein ADS mit hinreichender Sicherheit zu bestätigen. Dennoch sollten eine Reihe von Untersuchungen durchgeführt werden, um bei Ihrem Kind auszuschließen, dass seine Probleme andere Ursachen haben. Hier ist vor al-

Welche apparativen Verfahren sind sinnvoll, zwingend erforderlich, entbehrlich?

lem die Absencen-Epilepsie zu nennen, die mit kurzen Bewusstseinsausfällen einhergehen kann und von den Lehrern und Eltern leicht als Unaufmerksamkeit fehlinterpretiert wird.

EEG bei Absencen-Epilepsie

Eine Elektro-Encephalogramm (EEG, Hinstromkurve) mit verlängerter Hyperventilation (verstärkter Atmung) gibt dem Diagnostiker wichtige Hinweise auf das Vorliegen einer Absencen-Epilepsie. Wie schon auf S. 25 erläutert, empfehlen wir immer die Durchführung eines EEG, da die Untersuchung für Ihr Kind nebenwirkungsfrei ist und eine grobe Einschätzung der Hirnreifung ermöglicht. Zusätzlich erhält man Hinweise auf auf eine eventuelle Anfallsbereitschaft (neuronale Erregbarkeit) und kann schwerer wiegende Hirnfunktionsstörungen ausschließen. Ergeben sich Auffälligkeiten im EEG, müssen eventuell weitere klärende Untersuchungen durchgeführt werden (z. B: Aufnahme des Gehirns mittels Magnet-Resonanz-Tomographie (MRT) oder ein Schlafentzugs-EEG, bei dem das Kind in der Nacht vor der Untersuchung deutlich weniger Schlaf bekommt, was für das Gehirn und dessen Anfallsbereitschaft einen erheblichen Stressfaktor bedeutet).

Blutuntersuchung

Auf die Liste der Pflichtuntersuchungen haben wir vor medikamentöser Behandlung ebenfalls eine Blutuntersuchung gesetzt. Üblicherweise wird dabei ein Standardprogramm absolviert, das ein großes Blutbild, Gerinnungsparameter, Leber- und Nierenwerte sowie eine orientierende Untersuchung auf entzündliche oder chronische Prozesse umfasst.

Schilddrüsen-funktionstest

Schilddrüsenwerte gehören nicht zu dem Standardprogramm, obwohl bei einer geringen Anzahl von ADS-Kindern auch eine mangelnde Ansprechbarkeit von Rezeptoren für Schilddrüsenhormone vorliegen kann. Der erfahrene Arzt sieht jedoch bei seiner körperlichen Untersuchung entsprechende Zeichen einer Schilddrüsen-Regulationsstörung und wird weitere diagnostische Maßnahmen einleiten.

Medikamente

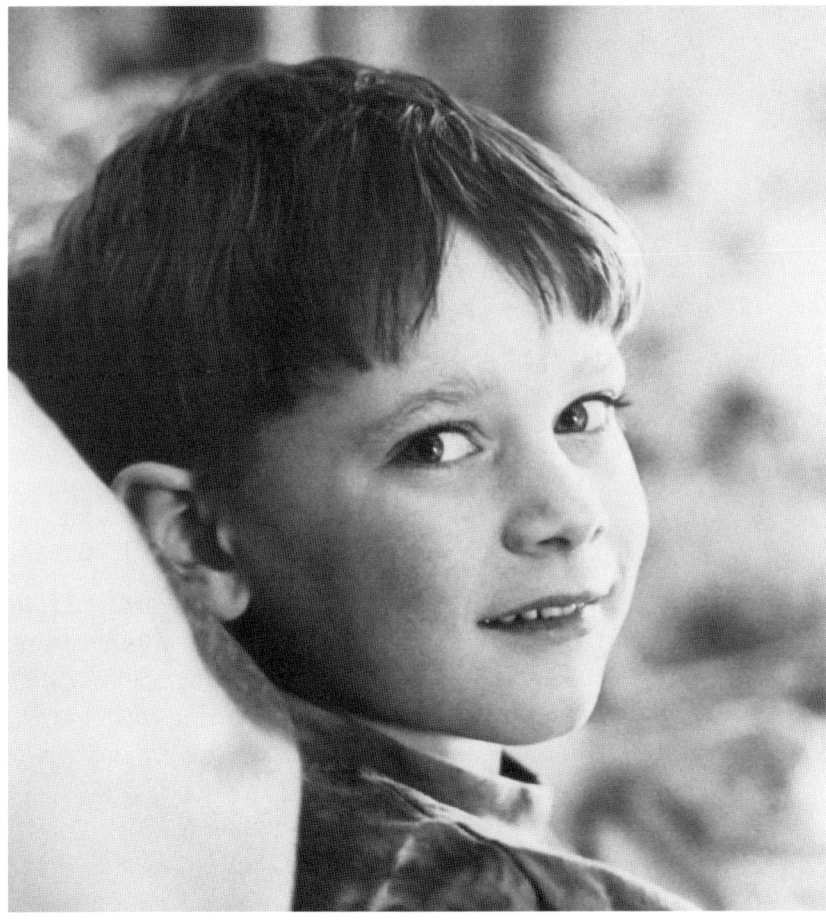

Seit über 30 Jahren werden bei ADS-Kindern Medikamente eingesetzt. Sie und Ihr Kind können also die Erfahrungen von Generationen nutzen.

Methylphenidat (Ritalin, Medikinet)

Keine Pille kann Wunder wirken.

Nach wie vor ist Methylphenidat (Ritalin, Medikinet) das Mittel der ersten Wahl bei der medikamentösen Behandlung von Kindern und Jugendlichen mit ADS. Und um es vorwegzunehmen: Methylphenidat ist keine Wunderdroge, die Kinder in der Schule zum Klassenprimus und zu Hause zu braven Ja-Sagern macht. Methylphenidat macht weder süchtig noch erzeugt es die Parkinson-Erkrankung. Die Kinder werden nicht zu „Zombies", leben weder in einer anderen Welt noch verlieren sie ihre Persönlichkeit.

Dieses Buch bringt Ihnen nicht Meinungen, sondern geprüftes Wissen.

Wie wohl bei keinem anderen Medikament gibt es zu Methylphenidat im weltweiten Netz Falschmeldungen und Mythen, die nicht belegt sind. Die hier vorgetragenen Inhalte erheben dagegen den Anspruch, das aktuelle medizinische Wissen wiederzugeben, das auf geprüften wissenschaftlichen Studien beruht.

Wie entstand Ritalin?

Der Entdecker fand dies Mittel nicht so toll.

Methylphenidat wurde 1944 von dem damals 37-jährigen Arzneimittelchemiker Leandro Panizzon in den Laboratorien der Firma CIBA synthetisiert. Er war auf der Suche nach einem anregenden Medikament, das besser und länger als Koffein wirkt, ohne die negativen Eigenschaften der Amphetamine aufzuweisen.

Damals gehörte es unter vielen Arzneimittelchemikern noch zur „Berufsehre", selbst entwickelte Medikamente auch an sich selbst zu erproben. Panizzon war, wie Weber (2001) ausführt, von seiner Entdeckung nicht sonderlich angetan. Der Effekt war bei ihm offensichtlich nur sehr schwach ausgeprägt. Seine Frau Marguerite, auch Rita genannt, war jedoch von Methylphenidat begeistert. Sie pflegte die Substanz u. a. vor dem Tennismatch einzunehmen. Der Aufschlag klappte dann noch einmal so gut. Rita gab der Substanz auch den Handelsnamen Ritalin, unter dem das Medikament mittlerweile weltweit bekannt ist.

1954 kam Ritalin dann in der Schweiz und in Deutschland auf den Markt. In den USA war das Medikament ab 1956 erhältlich.

Eine langsam anlaufende Erfolgsstory

Anfänglich erhielt der verschreibende Arzt noch einen Bon, den er gegen eine Packung Ritalin einlösen konnte, um sich von der positiven Wirkung zu überzeugen.

Die überaus günstigen Wirkungen, die man mit Methylphenidat bei Kindern mit ADS erzielen kann, wurden recht bald erkannt. Ein Pionier in der Anwendung und systematischen Beforschung von Methylphenidat war und ist Keith Conners, der als einer der ersten Forscher placebo-kontrollierte doppelblinde Studien mit ADS-Kindern durchführte. Seine Fragebogen zur Einschätzung der ADS-Symptome und deren Veränderung unter medikamentöser Behandlung sind mittlerweile die unbestrittenen Klassiker der ADS-Forschung.

40 Jahre Erfahrung mit Ritalin und ADS-Kindern

Mit zunehmender Negativ-Presse über Ritalin ging die Firma CIBA immer mehr in die Defensive. Über viele Jahre war Ritalin ein Sorgenkind der Firma, das wenig Umsatz und viele negative Schlagzeilen machte. Es wurde auch nicht beworben.

Mittlerweile sind Nachahmerprodukte wie Medikinet und demnächst auch Equasym auf dem deutschen Markt, auf dem im europäischen Vergleich bereits jetzt am meisten Methylphenidat verschrieben wird. Gleichzeitig sind die höchsten jährlichen Zuwachsraten zu verzeichnen. Derzeit kann nur schwer abgeschätzt werden, wann dieser Trend sich verlangsamt und auf einem bestimmten Jahresvolumen einpendelt.

Nachahmerprodukte auf einem wachsenden Markt

Die Bundesdrogenbeauftragte der deutschen Bundesregierung beobachtet den Anstieg der Verschreibungen mit Sorge und hat mehrere Arbeitsgruppen sowie eine Expertenkommission eingerichtet, die den Bedarf, die Verschreibungspraxis und die Richtlinien der Verordnung festlegen soll. Grundsätzlich ist das Interesse der Politik an der ADS-Thematik zu begrüßen. Eine zu einseitige Ausrichtung auf Medikamente sollte aber vermieden werden. Leider wurde bei der bereits polemisch geführten Debatte vereinzelt auch wieder Öl ins Feuer gegossen.

In der Schweiz und in Österreich wird weniger Methylphenidat verordnet. Ein Anstieg der Verordnungszahlen ist aber auch in diesen Ländern zu verzeichnen.

Bei der österreichischen Version der ADHD-Profil-Studie wurde auf dringenden Wunsch des kooperierenden Elternverbandes ADAPT (Adresse s. S. 118) die Frage aufgenommen, ob die Eltern zur ADS-Diagnose ins Ausland fahren müssten.

Mit der ADHD-Profil-Studie wird ein Vergleich zwischen der Diagnose- und Verordnungspraxis in Deutschland und Österreich (und vermutlich auch der Schweiz) möglich sein. Derzeit sind wir noch auf Verkaufszahlen und grobe subjektive Schätzungen angewiesen.

Wie wirkt Methylphenidat?

Schnelle Wirkung, schneller Abbau des Wirkstoffs

Methylphenidat wird schnell über die Schleimhäute des Verdauungstraktes aufgenommen und gelangt auf dem Blutweg direkt in das Gehirn. Dort entfaltet es schon 15 bis 20 Minuten nach der Einnahme seine Wirkung.

Die höchste Wirkstoffkonzentration im Gehirn ist nach etwa 90 Minuten erreicht. Nach jeweils drei Stunden ist die Hälfte des Wirkstoffs bereits wieder abgebaut (so genannte Halbwertszeit). Es handelt sich also um ein schnell wirksames Medikament, dessen Wirkung unmittelbar zu beobachen ist. Bereits am Abend ist keine wirksame Dosis mehr vorhanden. Am nächsten Morgen ist der Körper nahezu frei von Medikamenten.

Damit unterscheidet sich Methylphenidat von anderen Psychopharmaka – wie etwa den Antidepressiva oder den Neuroleptika –, bei denen erst über einen längeren Zeitraum ein Wirkspiegel aufgebaut werden muss. Im Gegensatz zu vielen anderen Psychopharmaka macht es keinen Sinn, nach einem bestimmten Wirkstoffspiegel im Blut zu dosieren. Zum einen schwankt dieser aufgrund der kurzen Halbwertszeit von Methylphenidat über den Tagesverlauf erheblich, zum anderen sprechen die Kinder sehr unterschiedlich auf die Substanz an. Bei manchen Kindern reicht schon eine vergleichsweise geringe Menge, bei anderen muss deutlich höher dosiert werden, um die erwünschte Wirkung zu erreichen.

Jedes Kind braucht seine eigene Dosis.

Die genauen Ursachen für die unterschiedliche Ansprechbarkeit auf Methylphenidat ist noch weitgehend unbekannt. Man vermutet, dass unterschiedliche Ausgangsbedingungen des dopaminergen Systems (benannt nach dem vorherrschenden Botenstoff Dopamin in den entsprechenden Hirngebieten) für die unterschiedliche Ansprechbarkeit auf Methylphenidat verantwortlich sind.

Mittlerweile weiß man recht genau, wo im Gehirn Methylphenidat ansetzt und welche chemischen Veränderungen es bewirkt. Es greift sehr gezielt an den so genannten Dopamintransportern an, die dafür verantwortlich sind, das in dem synaptischen Spalt freigesetzte Dopamin wieder in die Zelle aufzunehmen und damit seine Wirkung zu beenden.

Was bewirkt das Mittel im Gehirn?

Abbildung 1 und 2 auf S. 54 und S. 55 verdeutlichen diesen Mechanismus.

In Abbildung 1 sieht man zwei Nervenzellen, die ein Signal an einer Synapse mit dem Botenstoff Dopamin übertragen. Kommt ein elektrisches Signal an, so wird Dopamin ausge-

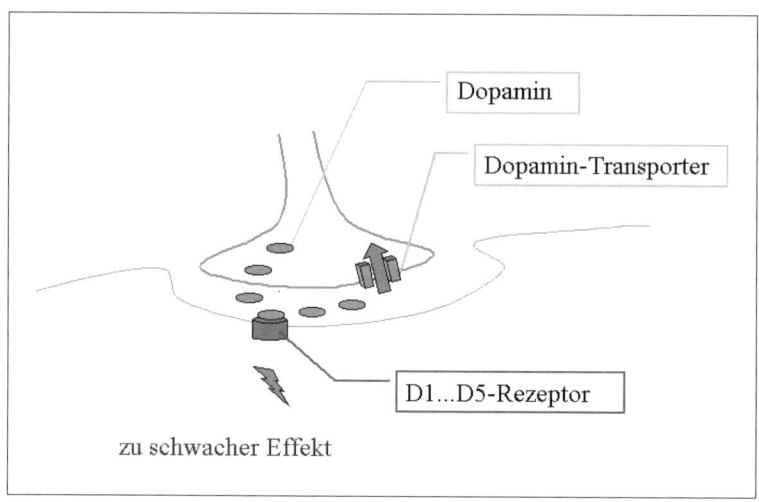

Abb. 1: Dopaminerge Synapse ohne Methylphenidat

schüttet und löst bei der nächsten Nervenzelle einen Effekt aus. Das Dopamin wird dann vom Transporter wieder in die Ursprungszelle aufgenommen. Damit ist seine Wirkung beendet.

Die Mehrzahl der ADS-Forscher geht heute davon aus, dass ADS-Kinder an einem Dopamin-Mangel leiden. Mit der vorübergehenden Blockade des Transporters (siehe Abbildung 2 auf S. 55) bewirkt Methylphenidat einen Konzentrationsanstieg im synaptischen Spalt. Damit ist – so das Modell – der Dopaminmangel vorübergehend aufgehoben.

Die Abbildungen zeigen, wie man sich heute die Wirkung vorstellt. Wie uns allerdings die neurobiologische Forschung mit großer Regelmäßigkeit lehrt, sind unsere anfänglichen Modelle meist zu einfach, zu mechanisch und zu simpel. So wird es auch mit dem hier vorgestellten Modell sein. Zunächst einmal sprechen jedoch die meisten aktuellen Erkenntnisse für seine Richtigkeit.

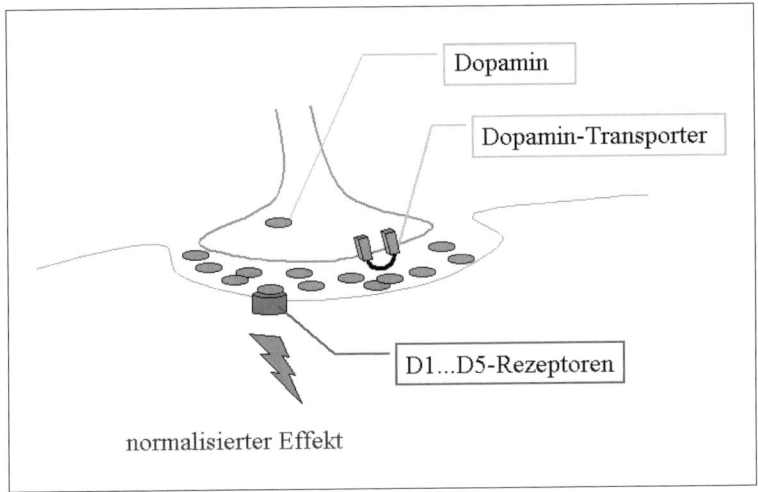

Abb. 2: Dopaminerge Synapse unter Einfluss von Methylphenidat

Wer sollte mit Methylphenidat behandelt werden?

Vielleicht haben Sie sich schon gewundert, warum in einem Buch über Medikamente bei ADS so ausführlich auf die Diagnostik eingegangen wird. Die Antwort ergibt sich aus diesem Abschnitt: Die Gabe von Methylphenidat ist bei Ihrem Kind nur dann gerechtfertigt, wenn bei ihm wirklich ein ADS vorliegt. (Eine weitere Indikation ist die Schlafsucht [Narkolepsie], die aber nicht Gegenstand dieses Buches ist. Bei der Narkolepsie macht man sich die wach machende Wirkung von Methylphenidat zunutze.)

Nur wenn wirklich ADS vorliegt, soll Methylphenidat gegeben werden.

Was passiert nun, wenn Kinder Methylphenidat erhalten, bei denen die Diagnose nicht gestellt werden kann? In der klassischen Risiko-Nutzen-Abwägung, die jeder Arzt vor Einsatz eines jeden Medikaments durchführen muss, hätte Ihr Kind in dem genannten Falle nur das Risiko zu tragen. Risiko bedeutet hier in erster Linie die Gefahr von Nebenwirkungen.

Aus dem aktuellen neurobiologischen Forschungsstand muss man darüber hinaus annehmen, dass auch langfristige Veränderungen des Gehirns (beispielsweise im Belohnungssystem) bewirkt werden, die bei Kindern mit ADS durchaus erwünscht sind, für Kinder, bei denen die Diagnose nicht zutrifft, aber von Nachteil sein können. Hier gilt der alte Grundsatz, dass ein Patient, der ein Medikament nicht braucht, dieses auch nicht bekommen sollte.

Wie Methylphenidat keinesfalls eingesetzt werden sollte

Verhindern Sie, dass Ihr Kind durch das Medikament „getestet" wird.

An dieser Stelle soll vor einem nicht gerechtfertigten Gebrauch von Methylphenidat als „Diagnostikum" gewarnt werden.

Manchmal ist sich ein Arzt hinsichtlich der ADS-Diagnose nicht sicher. Die Symptome, die das Kind zeigt, die Probleme, mit denen es zu Hause und in der Schule konfrontiert ist, könnten sowohl für ein ADS als auch für emotionale Konflikte sprechen. Nun kommt dem Arzt der nahe liegende Gedanke, Methylphenidat versuchsweise einzusetzen. Wenn es wirkt, so die Überlegung, so wäre dies doch ein Hinweis auf das Vorliegen eines ADS, wenn es nicht wirkt, so spräche dies eher für eine andere Erklärung der Symptome.

Das Mittel wirkt nicht bei jedem ADS-Kind: Es gibt Responder und Non-Responder.

Hier ist nun einzuwenden, dass auch bei Kindern mit klar erwiesener ADS-Diagnose Methylphenidat in nur 85 % der Fälle wirkt (so genannte Responder). Welche Schlussfolgerung soll der Arzt nun ziehen, wenn der besagte „Methylphenidat-Test" negativ ausfällt? Handelt es sich dann um einen so genannten Non-Responder, ein Kind also, bei dem trotz erwiesener ADS-Diagnose die Substanz nicht wirkt? Oder spricht der negative Ausgang des „Tests" gegen die Diagnose? Kein Arzt wird dies entscheiden können. Der „Test" war nutzlos. Das Nebenwirkungsrisiko war noch die sicherste Komponente bei diesem fragwürdigen Test.

Was aber, wenn das Medikament eine positive Wirkung zeigt? Dann kann damit wiederum nicht auf die Diagnose geschlossen werden. Denn einige gute Studien an Gesunden haben belegt, dass Methylphenidat auch bei diesen wirkt. Die Effekte sind allerdings deutlich geringer. Dies rechtfertigt aber den Einsatz des Medikamentes bei Gesunden nicht, da sie auch durch andere Methoden, die kein Nebenwirkungsrisiko haben, ihre Leistungs- und Steuerungsfähigkeit verbessern können.

Der Methylphenidat-Versuch unter dem Motto „Mal sehen, ob es wirkt" ist also medizinisch nicht begründbar und sollte auch nicht durchgeführt werden.

Wie soll man dosieren?

In nahezu allen aktuellen Experten-Treffen wie auch in verschiedenen Richtlinien diverser Fachgesellschaften herrscht Einigkeit darüber, dass man bei der Dosierung die so genannte Titrations-Methode anwenden sollte (Austesten der richtigen Dosis). Darunter versteht man ein langsames Einschleichen meist in 5-mg-Schritten, bis die beste Dosis gefunden wurde. Unter „bester Dosis" ist dabei nicht diejenige Dosis zu verstehen, bei der ein Effekt festzustellen ist, sondern diejenige, bei der das Kind im Sinne seiner ADS-Hauptsymptome optimal behandelt ist.

Langsam und vorsichtig, „einschleichend" dosieren.

Man wird bei der Titration zunächst morgens mit einer halben Tablette Ritalin oder Medikinet (sie enthalten jeweils 10 mg) beginnen.

Drei Medikamente, ein Wirkstoff

Zum Zeitpunkt der Drucklegung des Buches noch nicht auf dem Markt, aber in absehbarer Zeit erhältlich ist Equasym, das ebenfalls Methylphenidat enthält. Gemäß der vorliegenden Produktinformation werden von Equasym auch 5-mg-Tabletten angeboten, sodass eine mechanische Teilung entfallen würde. Da in Ritalin, Medikinet und Equasym der gleiche

Wirkstoff enthalten ist, dürften sich in der Wirkung keine Unterschiede ergeben.

So regeln Sie die Einnahme

Wie bereits ausgeführt, wirkt Methylphenidat nur wenige Stunden. Bei einigen Kindern muss daher eine zweite Dosis im Verlauf des Vormittags und teilweise auch eine dritte Dosis am frühen Nachmittag gegeben werden.

Der optimale Zeitpunkt hängt vom Tagesablauf ab.

Für den Zeitpunkt der Tabletten-Einnahme gibt es keine starren Regeln, die für alle Kinder gelten könnten. In unserer ADS-Sprechstunde hat es sich als hilfreich erwiesen, mit dem Kind und den Eltern oder der Mutter den üblichen Tagesablauf durchzugehen und erst einmal festzuhalten, wo die größten „Klippen" sind.

In der Regel haben ADS-Kinder bereits Schwierigkeiten, den oft zeitlich knappen Morgenablauf zu meistern. Sie schaffen es nicht, in Ruhe zu frühstücken. Es beginnt mit dem Ankleiden: Die Lieblingshose ist plötzlich unauffindbar, das T-Shirt weist ein Loch vom gestrigen Skateboard-Fahren auf. Weiter geht es mit allen sonstigen Notwendigkeiten des Morgens: Das Badezimmer wird blockiert. Kurz vor dem Zähneputzen fällt dem ADS-Kind plötzlich ein, dass der Hamster gestern kein Futter bekommen hat. Und die Hausaufgaben? Die lassen sich noch schnell im Schulbus nachholen. Nur die Schulmappe, die muss noch „ganz schnell" gepackt werden.

Wenn das Kind dann auf die letzte Minute den Schulbus erreicht hat, findet die Mutter noch den Sportbeutel, der heute in der dritten Stunde benötigt wird. Sie wird versuchen, ihn noch vor der Arbeit in der Schule vorbeizubringen.

Manche Eltern berichten auch resigniert, dass sie – entgegen ihrer erklärten Absicht – die Tochter oder den Sohn mit dem Auto zur Schule fahren, um weitere Einträge für verspätetes Erscheinen zu vermeiden.

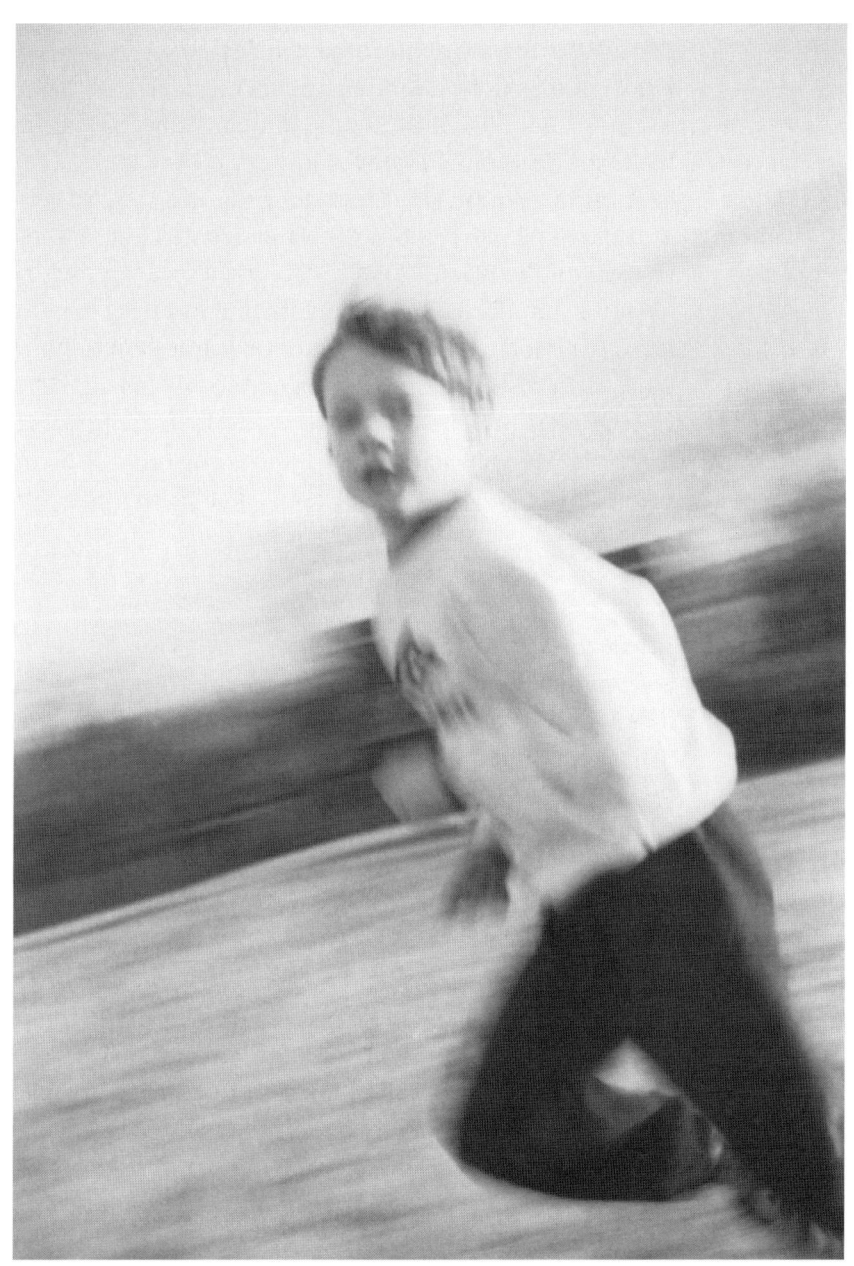

Die Leistungsfähigkeit Ihres Kindes

Ihr Ziel: Das Kind kann in der Schule mitarbeiten und zu Hause seine Aufgaben erledigen.

Für die Unterrichtsstunden am Vormittag ist es für das Kind wichtig, über die volle Aufmerksamkeitsfähigkeit zu verfügen. Weitere „Klippen" können dann der Übergang in den Nachmittagsunterricht, den Hort oder der Weg nach Hause sein. Klassischerweise ist auch die Hausaufgabenzeit ein langjährig erprobtes Konfliktfeld.

Wenn nun der übliche Tagesablauf mit dem Kind und der Bezugsperson erstellt wurde, sollte die praktische Durchführbarkeit der Medikamentengabe bedacht werden. Die Morgen-Tablette, die ohnehin Standard ist, stellt in der Regel kein Problem dar. Wenn sie zu Appetitminderung oder Übelkeit führt, sollten Sie die Tablette erst nach dem Frühstück geben. Bei guter Verträglichkeit kann Ihr Kind seine Tablette einige Zeit vor dem Frühstück einnehmen.

Änderungen im Familienalltag

Auf einmal wird wieder gefrühstückt.

Im Rahmen der ausführlichen Besprechung des Tagesablaufs müssen wir oft feststellen, dass die Eltern auch in Sachen Frühstück bereits kapituliert haben und das ADS-Kind morgens sehr unregelmäßig isst. Hier bietet sich die Gelegenheit, Änderungen der Lebensgewohnheiten wieder in Angriff zu nehmen, die die Familie schon als nicht realisierbar einschätzte.

Einige Kinder kommen mit einer Tablette am Morgen für den ganzen Tag zurecht. Pharmakologisch betrachtet muss man dies so verstehen, dass die Kinder einen gelungenen Start in den Tag bekommen haben, was ihnen auch über das Nachlassen der Medikamentenwirkung hinaus zu helfen scheint.

Eine direkte pharmakologische Beeinflussung der drei Hauptsymptome ist ab den Nachmittagsstunden bei einer Einmalgabe nicht mehr zu erwarten.

Die zweite Tagesdosis

Viele Kinder benötigen daher eine zweite Dosis am Vormittag, und das wirft organisatorische Probleme auf. Weder Lehrer noch Schulen sind verpflichtet, Medikamente an Kinder auszugeben. Durch Rücksprache mit Eltern und behandelndem Arzt lassen sich aber meist gangbare Lösungen finden. Bei anderen Erkrankungen, die eine regelmäßig Medikamenteneinnahme erforderlich machen, werden solche Lösungen auch realisiert. Einige Schulkinder bekommen von ihren Eltern Medikamentendöschen, die teilweise schon mit elektronischem „Erinnerungs-Piep" versehen sind.

Versuchen Sie, die Mitarbeit der Lehrer zu gewinnen.

In Zukunft wird die Frage der Medikation in der Schule aber an Bedeutung verlieren, da zunehmend länger wirksame Produkte verschrieben werden. Auf S. 87–89 werde ich einige dieser Produkte vorstellen. Derzeit sind lang wirksame Methylphenidat-Präparate noch nicht auf dem deutschen Markt, werden aber in Form des Ritalin SR aus der Schweiz oder in Form des Concerta aus England bzw. über die internationale Apotheke importiert.

Die letzte Tablette am Tag

Bei Kindern, die dreimal täglich eine Tablette nehmen, sollte die dritte Dosierung so gewählt sein, dass die Hausaufgabensituation bewältigt werden kann.

Als Faustregel empfehlen wir, nach 16 Uhr keine Tablette mehr zu geben, da sonst Schlafstörungen eintreten können. Diese Empfehlung soll aber nur als lose Regel verstanden werden. Einige wenige Eltern berichteten uns davon, dass ihr Kind besser und schneller einschläft, wenn eine spätere Dosis gegeben wird. Dies kann durchaus damit zusammenhängen, dass nach Abklingen des Medikaments die Impulsivität des Kindes wieder zum Tragen kommt bzw. – durch das Medikament angestoßen – sogar noch an Stärke gewinnt. Er-

Faustregel: „Nach 16 Uhr keine Tablette mehr".

61

neute Auseinandersetzungen und Streit können die Folge sein, was einem harmonischen Einschlafen bekanntermaßen widerspricht.

Auch hier ein Wort der Warnung: Eine gelungene Einschlafsituation lässt sich keinesfalls auf die Frage reduzieren, ob die Tablette nach 16 Uhr gegeben wurde oder nicht. Aus der Schlafforschung ist bekannt, dass die Schlafhygiene, zu der neben körperlicher Aktivität auch ein gesundes Essverhalten und regelmäßige Einschlafrituale gehören, der wichtigste Faktor für einen gesunden Schlaf darstellt.

Bemühen Sie sich um Einschlafrituale.

Bei Kindern sind die Einschlafrituale besonders wichtig. Man nimmt sich gemeinsam Zeit, spricht gegebenenfalls darüber, wie das Kind den Tag erlebt hat und was für den kommenden Tag ansteht. Hinzu kommen Vorlesen, eine Musikkassette oder ein Gute-Nacht-Lied. In jeder Familie wird es hier je nach persönlicher Vorliebe recht unterschiedlich aussehen. Wichtig ist nur, dass überhaupt ein Einschlafritual stattfindet.

Führen Sie Buch über den Schlaf Ihres Kindes!

Wenn wir von der 16-Uhr-Regel abweichen, bitten wir in der Regel zuvor die Eltern, ein Schlaftagebuch anzulegen. Damit hat man die Möglichkeit, die günstigen oder ungünstigen Auswirkungen der späteren Dosierung besser einschätzen zu können.

Soll Ihr Kind auch am Wochenende Medikamente nehmen?

Ein wichtiger Gesichtspunkt bei der Frage der Dosierung ist auch die Regelmäßigkeit der Einnahme. Manche Eltern stehen der Medikation innerlich zwiespältig gegenüber und meinen, ihrem Kind etwas Gutes zu tun, wenn sie das Medikament so selten wie möglich geben.

„In der Schule hat es sich bewährt, gut. Aber zu Hause kommen wir am Wochenende auch ohne die Tablette aus", lautet das häufige Argument.

Wir beraten die Eltern dann immer nach folgenden Überlegungen: Das Kind lernt in seiner Entwicklung, auf welche seiner Fähigkeiten es sich verlassen kann und wo es Probleme hat. Wie selbstverständlich weiß es von sich: „Ich bin gut in Sport. Mathe liegt mir nicht so sehr. Rechtschreibung ist eine Katastrophe." Dies sind alles Ergebnisse von Lernprozessen, die letztlich unsere Persönlichkeit, unser Selbstvertrauen, aber auch unsere Unsicherheiten und Ängste ausmachen.

Wenn das Kind nun – erschwert durch seine ADS-bedingten Defizite – gelernt hat, dass es sich auf Textaufgaben nicht konzentrieren kann, so bedarf es nach dem Beginn der Medikamentengabe einer gewissen Zeit des Umlernens. Das Kind muss sich erst an die neuen Fähigkeiten gewöhnen. Es muss lernen, ihnen zu vertrauen. Schließlich kommen die neuen Fähigkeiten ziemlich unverhofft, und darüber hinaus werden sie auch noch von einer Tablette ausgelöst.

Unter der Wirkung des Medikaments lernt Ihr Kind sich selbst neu kennen. Diesen Lernprozess sollten Sie nicht dadurch durchlöchern, dass Sie Ihr Kind am Wochenende in den alten Zustand zurückfallen lassen.

An dieser Stelle wird schon ersichtlich, wie wichtig eine regelmäßige Einnahme auch aus psychologischer Sicht ist. Das Kind wird seinen neu errungenen Fähigkeiten erst dann vertrauen, wenn sie auch regelmäßig verfügbar sind. Dies ist auch für die komplizierten Lernprozesse der Fall, die sich in dem sozialen Zusammenleben abspielen. Das Kind muss in sehr vielen „Durchläufen" und unterschiedlichen Lebenssituationen lernen, Konflikte nicht impulsiv (so wie früher) zu lösen. Dazu gehört es auch, dass dies in der Familie am Wochenende geübt wird. Auch in dieser Hinsicht ist es nicht sinnvoll, am Wochenende die Medikation auszusetzen.

Wie lange soll man behandeln?
Wann beginnen, wann aufhören?
Immer wieder gibt es Berichte von Patienten, die bereits im Kleinkindalter mit Methylphenidat behandelt wurden. Von Zwei- bis Dreijährigen ist die Rede, die ohne Stimulanzien

Bei Kleinkindern ist die Diagnose ADS besonders schwer zu stellen.

nicht ausgekommen wären. Diese Entwicklung ist aus folgenden Gründen als bedenklich einzustufen: Erstens ist die ADS-Diagnose bei Zwei- bis Dreijährigen oft fraglich. Selbst bei sehr auffälligen Kindern ist nur schwer absehbar, ob es sich um eine vorübergehende Phase oder um den Beginn einer kinderpsychiatrischen Erkrankung handelt. Und auch wenn Letzteres zutrifft, so ist aus dem Verhaltensmuster der kleinen Kinder noch nicht mit hinreichender Sicherheit vorhersagbar, in welche Richtung sich eine Störung entwickeln wird. Ein im Kleinkindalter sehr unruhiges und impulsives Kind kann später eine depressive Entwicklung nehmen. Ein aufmerksamkeitsgestörtes Kind kann eine Zwangsstörung, eine Angsterkrankung oder jede andere kinderpsychiatrische Erkrankung ausbilden.

Mit anderen Worten: Das Kriterium der Zeitstabilität ist in dem frühen Alter aufgrund schneller und unvorhersagbarer Entwicklungsverläufe oft nicht sicher genug beurteilbar.

Medikamente für Kleinkinder?

Die Folgen der Medikation von Kleinkindern sind noch nicht gut genug erforscht.

Zweitens ist zu bedenken, dass so gut wie nichts darüber bekannt ist, welche längerfristigen Folgen mit einer sehr frühen Behandlung einhergehen. Ab dem sechsten Lebensjahr hat sich Methylphenidat in vielen Studien als sichere und sehr hilfreiche Substanz erwiesen. Solche Ergebnisse dürfen aber nicht unkritisch auf frühere Entwicklungsphasen übertragen werden.

Wie Prof. Greenhill und Prof. Swanson kürzlich in einem Arbeitstreffen berichteten, ist in den USA eine große Studie in mehreren Zentren angelaufen, in der solche frühen Behandlungsverläufe untersucht werden. Bezeichnenderweise wird aber auch in dieser Studie zunächst bei jedem Kind ein intensives, nicht-medikamentöses Behandlungsprogramm durchgeführt. Erst wenn dieses nicht zum Erfolg führt, wird medikamentös behandelt.

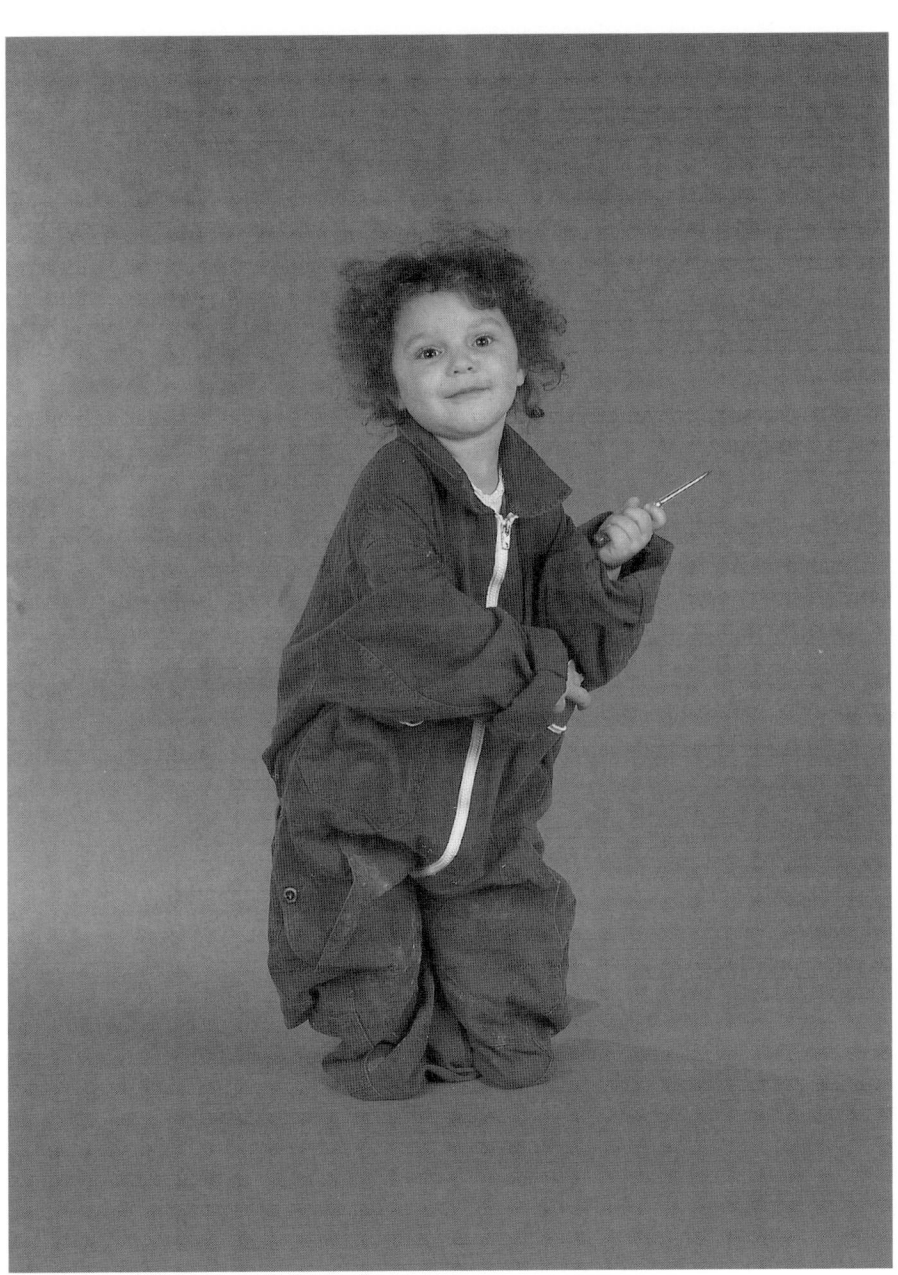

*Bei jüngeren
Kindern: Auszeiten
statt Pille*

Und drittens verfügen Eltern, Pädagogen und Therapeuten bei Kleinkindern über wirksame pädagogische Maßnahmen, die genutzt werden sollten. Insbesondere die so genannte Auszeit ist hier zu nennen. Das Kleinkind, das die Kontrolle über sich verliert, wird aus dem Raum gebracht, um ihm für den Wutanfall das „Publikum" zu entziehen. Gleichzeitig wird ihm die Möglichkeit gegeben, wieder zu sich zu kommen. Sie als Eltern können darin geschult werden, wie Auszeiten sehr wirkungsvoll eingesetzt werden können.

Mit älteren Kindern sind solche Auszeiten nur noch durchführbar, wenn diese eine gewisse Einsicht zeigen. Ein Kleinkind lässt sich – auch gegen seinen Willen – auf den Arm nehmen und aus dem Raum tragen. Bei Schulkindern ist die Situation bereits anders. Werden sie gegen ihren Willen aus dem Raum gebracht, so wird dies leicht als Demütigung erlebt. Auch drohen solche Maßnahmen mit zunehmendem Alter der Kinder aus dem Ruder zu laufen und in körperliche Gewalt umzuschlagen.

Zusammenfassend lässt sich festhalten: Da bei Zwei- bis Dreijährigen die Diagnose oft nicht klar genug gestellt werden kann und noch wenig darüber bekannt ist, welche Wirkung Methylphenidat auf das kleinkindliche Gehirn hat, sollte nach heutigem Wissen im Kleinkindalter darauf verzichtet werden. Pädagogisch-therapeutischen Maßnahmen ist der Vorzug zu geben. Bei andauerndem, sehr aggressivem Verhalten mit Selbstverletzung, wie es beispielsweise im Rahmen einer geistigen Behinderung auftreten kann, ist an eine Behandlung mit Dipiperon oder mit Risperdal zu denken.

Medikamente für Schulkinder

Üblicherweise fällt der Beginn der Behandlung in die ersten drei Schuljahre, wenn absehbar ist, dass das Kind aufgrund seiner Symptome in der Schule, zu Hause und auch in der

Freizeitgestaltung leidet bzw. wenn sich ein ungünstiger Entwicklungsverlauf abzeichnet. In der bundesweit durchgeführten ADHD-Profil-Studie waren die Kinder bei der ersten Tabletteneinnahme durchschnittlich neun Jahre alt.

Im Durchschnitt nehmen ADS-Kinder mit neun Jahren erstmals ein Medikament gegen ihr Leiden.

Nach gegenwärtigem Kenntnisstand sollte als frühester Behandlungsbeginn das sechste Lebensjahr angesehen werden. Vor dem sechsten Lebensjahr ergeben sich, wie bereits ausführlich erläutert, Schwierigkeiten der Diagnosestellung. Auch liegen bislang nur wenige Erkenntnisse über Nutzen und Folgen von medikamentösen Behandlungen vor, die vor dem sechsten Lebensjahr begonnen wurden.

Die Festlegung auf einen frühesten Behandlungsbeginn ist immer als Richtwert zu verstehen. Wenn eine ausgeprägte Form der Störung vorliegt und das Kind erheblich leidet, kann auch schon früher begonnen werden. Dies sollten aber begründete Einzelfälle bleiben.

Unabhängig vom Alter des Kindes achten Sie als Eltern bitte immer auf die Reizumwelt des Kindes. Vermeiden Sie Reizüberflutung, die z. B. durch den Fernseher entstehen kann, der „neben" den Hausaufgaben läuft. Helfen Sie Ihrem Kind, sich auf die wesentlichen Reize zu konzentrieren, in diesem Fall auf die Hausaufgaben.

Möglichst nicht vor dem sechsten Lebensjahr mit Medikamenten beginnen

Bis zu welchem Alter soll Ihr Kind Methylphenidat einnehmen?

Was die Dauer der Medikation mit Methylphenidat anbelangt, so wurde früher oft der Eintritt in die Pubertät als obere Altersgrenze empfohlen. Die Gründe dafür lagen in den vermuteten langfristigen Nebenwirkungen: Man fürchtete, die Kinder seien besonders suchtgefährdet oder würden in ihrem Längenwachstum zurückbleiben. Wie noch ausführlich auf S. 96–100 besprochen wird, sind diese Befürchtungen hinfällig. Es gibt daher keinen medizinischen Grund, Methylphenidat

Veraltete Regel: Bis zur Pubertät

mit Eintritt in die Pubertät abzusetzen. Einige Patienten nehmen das Medikament mit guter Wirkung bis ins Erwachsenenalter hinein.

Gültige Regel: Solange die Symptome anhalten

Die Dauer sollte sich also nicht an äußeren Kriterien wie Alter oder Pubertät festgemacht werden, sondern sich ausschließlich nach den Symptomen des ADS richten. Ist eine Behandlung aufgrund der Symptome noch erforderlich, so sollte sie auch weitergeführt werden.

Sprechen wir dann von einer lebenslangen Behandlung? In wenigen Fällen, ja. Bei der Mehrzahl der Kinder kann die Medikation aber im Laufe der Jahre abgesetzt werden. Wie dies geschieht, wird Gegenstand der Seiten 69/70 sein.

Wie lange soll Ihr Kind das Medikament mindestens nehmen?

Geben Sie Ihrem Kind mindestens sechs Monate Zeit, die neuen Verhaltensweisen zu verinnerlichen.

Auf den Seiten 58–63 wurde bereits im Zusammenhang mit der Regelmäßigkeit der Dosierung darauf hingewiesen, wie das Kind lernt, sich auf seine Fähigkeiten zu verlassen. Dieser Prozess benötigt Zeit. Er muss in vielen Lebenslagen erprobt werden. Daher sollte – wenn in der Titrationsphase die Wirkung von Methylphenidat gezeigt und die richtige Dosis gefunden werden konnte – die Behandlung mindestens ein halbes Jahr erfolgen. Diese Behandlungsdauer ist als unteres Limit zu verstehen. Berücksichtigt man, wie mühsam es sein kann, selbst mit medikamentöser Unterstützung die Rolle des Klassenclowns oder des Sündenbocks zu verlassen, so erscheint ein halbes Jahr sehr kurz gegriffen. Die Dauer der medikamentösen Behandlung sollte der Arzt mit dem Kind und den Eltern unter Berücksichtigung der Rückmeldung der Lehrer besprechen. Sie wird auch von den Therapiezielen abhängen, die im Einzelfall angestrebt werden.

Somit gibt es also eine Empfehlung für den Beginn der Behandlung mit Methylphenidat (nicht vor dem sechsten Lebensjahr), eine für die Mindestdauer (mindestens sechs Monate lang), nicht aber für eine obere Altersgrenze. Wie lange insgesamt behandelt wird, hängt von den ADS-Symptomen, nicht von dem Alter Ihres Kindes ab.

Wie soll Methylphenidat abgesetzt werden?

Auf den Seiten 52–55 wurde bereits der Wirkmechanismus von Methylphenidat erläutert: Die Wirkung tritt schnell ein, ist aber mit wenigen Stunden nur von kurzer Dauer. Aufgrund des schnellen Abbaus und der Ausscheidung von Methylphenidat ist es am nächsten Morgen im Blut nicht mehr nachweisbar.

Noch unklar: Welche Prozesse werden durch Methylphenidat in Gang gesetzt?

Es wäre nun zu einfach anzunehmen, dass das Gehirn bzw. der ganze Körper sich damit wieder in dem Ausgangszustand befinde. Vielmehr müssen wir annehmen, dass durch die Gabe von Methylphenidat, ähnlich einem Thermostaten an einer Heizung, Steuerprozesse in Gang gesetzt werden, von denen wir bislang nur wenig Kenntnis haben.

Erste Einblicke haben die Forschungsergebnisse von der Arbeitsgruppe um Nora Volkow (USA) wie auch die Arbeiten der Eheleute Krause in Deutschland mittels bildgebender Verfahren erbracht.

Orientiert man sich nicht an längerfristigen, komplexen Regulationen im Gehirn, sondern nur an der Konzentration von Methylphenidat im Blut, so wird aufgrund der kurzen Halbwertszeit auch bei regelmäßiger täglicher Tabletteneinnahme das Medikament im Grunde täglich abgesetzt: Jeweils morgens ist kein Methylphenidat mehr nachweisbar.

Schrittweise oder ganz absetzen: Beides ist möglich, aber planvoll und nach Rücksprache mit dem Arzt.

Oder anders ausgedrückt: Wenn man von heute auf morgen das Medikament absetzt, so belässt man nur den medikamentenfreien Zustand, der ohnehin schon eingetreten ist. Pharmakologisch ist es also möglich, sehr schnell das Medikament abzusetzen.

Meistens ist es jedoch ratsam, schrittweise die Dosis zu reduzieren und erst dann ganz auszusetzen, um dem Kind den Übergang in einen längerfristig medikamentenfreien Zustand zu erleichtern. Bislang wurde immer betont, dass die Behandlung auch Auswirkungen auf soziale Lernprozesse hat. Dies gilt natürlich auch für den Übergang in einen nicht medikamentös unterstützten Zustand, bei dem die Gefahr des Rückfalls in alte impulsive Verhaltensweisen gegeben ist. Ich werde auf diesen Punkt gleich noch näher eingehen.

An dieser Stelle sei festgehalten: Die Entscheidung, wie abgesetzt wird, sollte der Arzt unter Berücksichtigung der bisherigen Behandlung treffen.

Kann Ihr Kind ohne die medikamentöse Gehhilfe gehen?

Wie aber steht es um die ADS-Symptome, das tägliche Umlernen, die Rolle des Kindes in der Schule und der Familie?

Fällt das Kind wieder in alte Muster zurück?

Um es in einem Bild auszudrücken: Die Pille ist wie eine Gehhilfe, die gute Dienste leistet, solange das Bein krank ist. Doch schon frühzeitig muss darauf hingearbeitet werden, dass die Krücke wieder abgelegt werden kann. Hausaufgaben regelmäßig erledigen, Konflikte mit Worten lösen, Freundschaften pflegen, den Tagesablauf einteilen: Eltern können diese Liste von Gehversuchen beliebig fortsetzen. Ist der Weg zu diesen hohen Zielen schon bei gesunden Kindern mit Hindernissen versehen, so gelingt dies bei ADS-Kindern oft nur mit medikamentöser Unterstützung, ganz im Sinne der Gehhilfe.

Gene sind kein Uhrwerk, sondern Entwicklungsmöglichkeiten

Nun gibt es auch Prothesen, auf die Patienten lebenslang angewiesen sind. Ein genetischer Defekt, eine Stoffwechselstörung im Gehirn: Legen diese Erklärungen des ADS nicht ein solches Bild nahe? Lebenslange Medikation also?

Wer so argumentiert, hat die Genetik viel zu mechanisch verstanden. Die Gene sind kein Uhrwerk, kein festgelegtes Programm, dass in nur einer Weise unveränderlich abläuft. Die Gene geben vor, in welche Bereiche wir uns hineinentwickeln können. Sie geben Begabungen, Möglichkeiten vor, die durch Übung und Erziehung realisiert werden müssen. Sie setzen aber auch Grenzen der Entwicklung.

Medikamente helfen Ihrem Kind, seine Möglichkeiten zu entdecken – und schließlich allein zu realisieren.

Oft werden die enormen Reifungsprozesse des Gehirns, insbesondere des dopaminergen Systems, unterschätzt. Betrachten Sie die Entwicklung der motorischen Koordination, der inneren Steuerungsfähigkeit im Umgang mit positiven und negativen Gefühlen, der Fähigkeit, sich relevanten Reizen zuzuwenden, dem Vermögen, Belohnung aufzuschieben: Alle Bereiche durchlaufen intensive Veränderungen, die für das ADS-Kind – nach Möglichkeit unterstützt durch Pädagogen und Therapeuten – ein großes Entwicklungspotenzial darstellen.

Und während das Kind ruhiger wird, seine Impulse kontrollieren lernt und vielleicht gar Freude an der Schule entwickelt, sind die Gene immer gleich geblieben. Die genetisch festgelegten Entwicklungsmöglichkeiten wurden genutzt. So funktioniert Genetik.

Bei einem Teil der Kinder kann nach einigen Jahren auf Medikamente verzichtet werden. Und je älter die Kinder und Jugendlichen werden, desto größer wird diese Zahl.

Wie testet man, ob Medikamente nicht mehr erforderlich sind?

Die Entscheidung für diesen Schritt sollte immer auf der Grundlage einer längerfristig positiven Entwicklung fallen: Das ehemals isolierte ADS-Kind hat wieder Freunde gefunden, es hat schulisch den Anschluss geschafft. Nicht-medikamentöse Maßnahmen wie beispielsweise eine Psychotherapie,

Als Basis dient eine positive Entwicklung über längere Zeit.

ein Elterntraining, ein Legasthenie-Training oder Ähnliches sind etabliert und zeigen bereits Erfolge. Möglicherweise dringt auch das Kind darauf, die Tabletten nicht mehr nehmen zu müssen.

Der ideale Zeitpunkt: Die großen Ferien

In einer solchen Situation kann ein Auslassversuch durchgeführt werden, der sinnvollerweise in eine Ferienzeit gelegt wird. Eltern und Kinder haben damit die Möglichkeit, mit konflikthaften Situationen besser umzugehen. Das ADS-Kind kann seine Steuerungsfähigkeit unter entspannteren Bedingungen weiter üben.

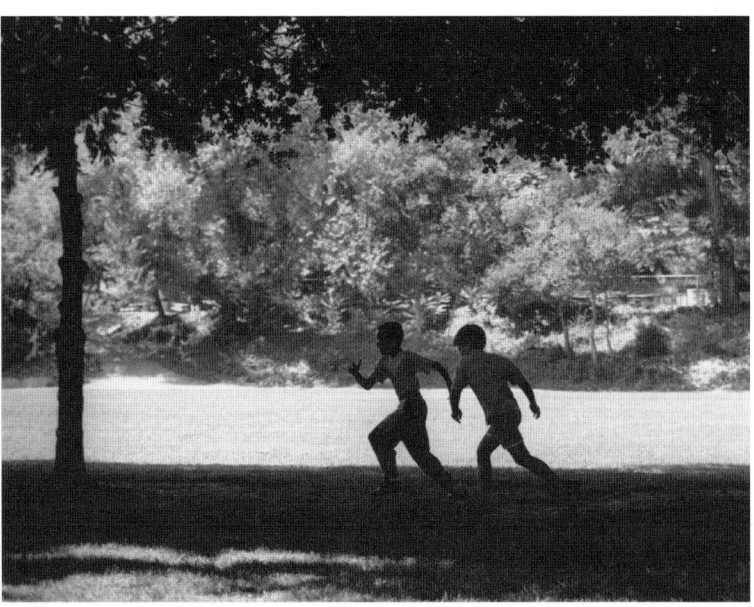

Auch hier sollten Sie sich mit dem Lehrer Ihres Kindes verständigen.

Die Rücksprache mit den Lehrern ist bei Auslassversuchen sehr wichtig. Bereits bei der Überlegung, ob ein Auslassversuch durchgeführt werden sollte, ist in jedem Fall die Einschätzung des Lehrers wichtig. Möglicherweise empfiehlt dieser, den Auslassversuch um ein halbes Jahr zu verschieben, um eine eben erst begonnene Integration in die Klasse nicht zu gefährden. Dann sollten Sie zusammen mit dem Arzt aus therapeutischer Sicht entscheiden, wie weiter zu verfahren ist. Keinesfalls sollte aber auf die Einschätzung des Lehrers verzichtet werden.

Sollte Ihr Kind noch einmal zum Medikament zurückkehren?

Wenn Sie sich gemeinsam mit dem behandelnden Arzt für einen Auslassversuch entschieden haben, informieren Sie bitte die Lehrer Ihres Kindes darüber, dass ihr Schüler nach den Ferien ohne Medikamente in die Schule kommen wird. Es ist dafür zu werben, dass Ihr Kind eine Reihe fairer Chancen bekommt, seine neuen Fähigkeiten unter Beweis zu stellen. Sollte jedoch schon bald ersichtlich sein, dass es ohne Medikamente nicht geht, dürfen Sie mit dem Wiederansetzen nicht lange zögern. Zu gegebener Zeit kann ein solcher Auslassversuch erneut unternommen werden.

Bitte schnell entscheiden – Zögern schadet Ihrem Kind.

Nebenwirkungen

Bevor auf einzelne Nebenwirkungen eingegangen wird, zunächst einige Vorbemerkungen. Allgemein ist darauf hinzuweisen, dass alle in der Schulmedizin als wirksam eingeschätzten Medikamente auch Nebenwirkungen haben. Es stellt sich nie die Frage, ob Nebenwirkungen auftreten können, sondern die Frage lautet: Müssen wir das Nebenwirkungsrisiko angesichts des zu erwartenden Nutzens in Kauf nehmen? Mit anderen Worten: Wenn die Indikation nicht stimmt (z. B. wenn das Kind nicht ADS, sondern eine andere Störung hat), so ist der Nutzen schon vor der ersten Tablette infrage zu stellen. Das Kind trägt in diesem Falle nur das Nebenwirkungsrisiko, und das ist strikt abzulehnen.

Eine klassische Risiko-Nutzen-Abwägung

Vorübergehende und bleibende Nebenwirkungen

Weiterhin sollte man immer zwei Arten von Nebenwirkungen unterscheiden: Solche, die nach Absetzen der Medikation wieder verschwinden, und solche, die bleibende Folgen haben. Letztere sind aus medizinischer Sicht die eigentlich gefürchteten Nebenwirkungen. Die Hemmschwelle, gerade bei Kindern Medikamente mit langfristigem Nebenwirkungsrisiko einzusetzen, ist ungleich höher.

Schlafstörungen und Stimmungslabilität

Und schließlich ist auf Folgendes hinzuweisen: Bei den üblichen ADS-Medikamenten überschneiden sich die Nebenwirkungen mit den Symptomen, die auch zu der Erkrankung gehören. So leiden viele ADS-Kinder schon vor der Medikation unter Stimmungslabilität. Diese ist aber auch als Nebenwirkung von Stimulanzien bekannt. Die Schlafstörungen sind ein ähnliches Beispiel. Sie können sowohl als Teil der Störung als auch als Nebenwirkung auftreten.

So wissen Sie, ob das Medikament verantwortlich ist.

Es ist also immer sehr genau darauf zu achten, in welcher zeitlichen Abfolge und in welcher Stärke das Symptom aufgetreten ist. Bestand es vor der Medikation noch nicht und trat mit dem Beginn der Behandlung neu auf, so kann mit großer Sicherheit auf eine Nebenwirkung geschlossen werden. Verschlechtern sich unter der Medikation Symptome, die schon vorher aufgetreten sind, so ist ebenfalls von einer Nebenwirkung auszugehen.

Falsch wäre es aber, Symptome, die schon bestanden (z. B. mangelnder Appetit), dem Medikament anzulasten, nur weil es sich dabei um „typische" Nebenwirkungen handelt. Die ärztliche Behandlungskunst besteht auch darin, Nebenwirkungen zu erkennen und ihren Stellenwert richtig einzuschätzen.

Sehr seltene Nebenwirkungen

Von besonderer Bedeutung ist es, auch sehr seltene Nebenwirkungen zu kennen, um sie dann – selbst wenn der Arzt sie nur einmal in einer langen beruflichen Laufbahn zu Gesicht bekommt – richtig zuordnen bzw. den Verdacht schöpfen zu können, dass es sich um eine Nebenwirkung handelt.

Diese Forderung geht sogar so weit, dass bisher nicht bekannte, extrem seltene Nebenwirkungen den Verdacht des Arztes erregen und diesen dann zu einer Meldung veranlassen sollten.

Achten Sie auch auf ungewöhnliche Symptome, die scheinbar nichts mit dem Medikament zu tun haben.

Appetitminderung, Gewichtsverlust

Die Appetitminderung und in der Folge oft eine Reduktion des Körpergewichts ist die häufigste Nebenwirkung der Stimulanzien. In der ADHD-Profilstudie berichteten rund 40 % der Eltern, deren Kinder Stimulanzien bekommen haben, von Appetitminderung. Da ADS-Kinder teilweise schon vor der Medikation „schlechte Esser" waren, kann die zusätzliche Minderung des Appetits zu ernsthaften Problemen führen. Eine regelmäßige Gewichtskontrolle durch den behandelnden Arzt ist daher unerlässlich.

Appetitminderung ist die häufigste Nebenwirkung.

Auch in einer placebo-kontrollierten Studie von Ahmann und Mitarbeiter (1993) war die Appetitminderung die am häufigsten berichtete Nebenwirkung. Gegenüber den Kindern, die Placebos erhalten hatten, war in der Gruppe, die mit Ritalin behandelt wurden, das Risiko für Appetitminderung 19-fach erhöht.

Nun gibt es übergewichtige ADS-Kinder, bei denen eine Reduktion der Körpergewichts aus medizinischer Sicht durchaus erwünscht ist. Möglicherweise ist dies aber nur die Sicht der Eltern bzw. des Arztes. Immer sollten auch die Kinder gefragt werden, ob sie darunter leiden, dass das Essen ihnen nicht mehr so gut schmeckt. Sind die Kinder vor der Behandlung normal- oder untergewichtig, so sollte bereits im Vorfeld darüber informiert werden, wie mit dem Problem der Appetitminderung umgegangen werden kann.

So helfen Sie dem Appetit auf die Sprünge

Nutzen Sie die Zeiten aus, in denen Ihr Kind Hunger bekommt.

Bei vielen Kindern lässt die Appetitminderung nach wenigen Wochen der Behandlung nach. Oft berichten auch die Eltern, dass ihre Kinder abends – nach Abklingen der Medikamentenwirkung – einen besonders guten Appetit entwickeln. Hier ist dann Ihre Kreativität als Eltern gefragt, sich dies im Sinne einer gesunden Ernährung mit vielen Vitaminen und Ballaststoffen ohne zu hohen Kalorienanteil zunutze zu machen.

Vor der Behandlung sollte Ihr Arzt Sie über den Umgang mit der eventuell auftretenden Appetitminderung ausführlich informieren. Während der Behandlung achten Sie bitte auf eine gute Rücksprache mit dem Arzt sowie auf regelmäßige Gewichtskontrollen.

Übelkeit, Erbrechen

Die Appetitminderung kann in einigen wenigen Fällen so ausgeprägt sein, dass über Übelkeit geklagt wird, die sich bis zum Erbrechen steigern kann. In der ADHD-Profil-Studie berichten 1 % der Eltern von Übelkeit bis hin zum Erbrechen. Diese Nebenwirkungen klingen häufig nach wenigen Wochen der Behandlung ab. Oft führt diese Nebenwirkung jedoch zum Behandlungsabbruch.

Ahmann und Mitarbeiter (1993) berichten von einem siebenfach erhöhten Magenschmerz-Risiko.

Schlaf

Behalten Sie den Schlaf Ihres Kindes im Auge.

Einige Eltern berichten unabhängig von dem Zeitpunkt der letzten Dosierung von einer Verbesserung des Schlafes ihrer Kinder unter Medikation. Nur wenige Eltern berichten, dass der Nachtschlaf insgesamt verkürzt wurde, obwohl dies statistisch nachweisbar ist. Prof. James Swanson konnte anhand des Bewegungsprofils von ADS-Kindern zeigen, dass der Schlaf unter Medikation etwa eine halbe Stunde verkürzt wird.

Einige Kinder entwickeln jedoch unter der Behandlung zusätzliche Schlafprobleme. Besonders das abendliche Einschlafen ist beeinträchtigt. In wenigen Fällen kommt es auch zu Albträumen und Durchschlafproblemen, was aber eher die Ausnahme darstellt.

Auf S. 62 wurde im Zusammenhang mit der Dosierung schon auf die Möglichkeit eines Schlaftagebuches hingewiesen. Dieses sollte auch bei Schlafstörungen durchgeführt werden, um mit dem Arzt die möglichen Nebenwirkungen möglichst genau besprechen zu können.

Schreiben Sie auf, was geschieht!

Tic-Störungen

Unter Tics versteht man kurze, einschießende, unwillkürliche Bewegungen oder Lautbildungen, mit der kein „Zweck" verfolgt wird und die dem Willen nicht unterliegen. Dabei sind meist nur einzelne Muskelgruppen betroffen, wie etwa bei einem Blinzeltic. Tics lassen sich für kürzere Zeit unterdrücken, brechen dann aber durch.

Im Schlaf treten Tics üblicherweise nicht auf. Häufige Tics mit Lautbildung sind der Räuspertic oder das unwillkürliche Ausstoßen von Grunzlauten.

Es gibt aber auch komplexe Tics, die komplizierte Handlungsabläufe umfassen. So wird beispielsweise unwillkürlich die Tischplatte in einer bestimmten Weise berührt, es kommt zu Wurfbewegungen, Augenrollen, Stoßbewegungen und vielen anderen Bewegungsmustern. Treten komplexe Bewegungstics und Lautäußerungen über einen längeren Zeitraum gemeinsam auf, so ist auch von einem Tourette-Syndrom die Rede. Dabei kann noch hinzukommen, dass die betroffenen Kinder schmutzige Worte ausstoßen müssen, was die soziale Umwelt erheblich irritiert.

Wie bei den meisten Nebenwirkungen ist auch für die Tic-Störungen bzw. das Tourette-Syndrom darauf hinzuweisen,

Unwillkürliche Bewegungen, die sich nur kurzzeitig unterdrücken lassen, teilweise als komplizierte Handlungsmuster.

77

Tics und ADS treten oft gemeinsam auf.

dass diese häufig mit dem ADS vergesellschaftet sind. ADS-Kinder haben ein höheres Risiko, eine Tic-Störung zu entwickeln. Dies gilt zunächst unabhängig davon, ob sie medikamentös behandelt werden. Methylphenidat erhöht das Risiko möglicherweise zusätzlich. Ob dabei eine genetische Bereitschaft vorliegt, auf Stimulanzien mit Tics zu reagieren, ist bislang noch nicht geklärt.

Werden die Medikamente abgesetzt, so verschwinden auch die medikamentös bedingten Tics innerhalb kurzer Zeit.

Von dem natürlichen Verlauf des ADS und der Tic-Erkrankungen ist bekannt, dass das ADS meist früher in Erscheinung tritt. Es ist daher nicht ganz auszuschließen, dass ein Kind wegen seiner ADS-Symptome vorgestellt wird und dann einige Zeit später eine medikamentöse Behandlung bekommt. Dieser Zeitpunkt kann mit dem „natürlichen" Auftreten von Tics zusammenfallen. Solche Formen der Tic-Erkrankungen müssen dann nicht zwangsläufig mit dem Absetzen der Medikamente verschwinden.

Sobald das Medikament abgesetzt wird, verschwinden die Tics.

Die meisten Tic-Forscher vertreten die Auffassung, dass mit Stimulanzien keine Tic-Erkrankung „erzeugt" werden kann, die über die Gabe des Medikaments hinaus besteht. Mit anderen Worten: Tics sind keine Langzeit-Nebenwirkung der medikamentösen Behandlung.

Wie sollte mit Tics umgegangen werden, die im Verlauf einer ADS-Behandlung auftreten?

Nimmt der Arzt an, dass die Tics etwas mit den verabreichten Medikamenten zu tun haben, so sollte immer erwogen werden, ob das Medikament abgesetzt werden kann.

Ist dies nicht der Fall, so kann auch eine Kombinationstherapie mit Tic-Medikamenten wie Tiapridex oder anderen Neuroleptika durchgeführt werden.

Als Faustregel gilt jedoch: Bevor man ein zweites Medikament gegen die Nebenwirkung des ersten Medikamentes verabreicht, sollte zunächst die Notwendigkeit des ersten überprüft werden.

Depressionen und Stimmungsschwankungen

In der ADHD-Profil-Studie berichteten die Eltern bei 7 % der mit Stimulanzien behandelten Kinder von depressiver Verstimmung bzw. von Stimmungsschwankungen. Dabei wurden die Eltern direkt danach befragt, ob diese Symptome mit der Medikation neu aufgetreten seien. Stimmungsschwankungen, die schon vor der Medikation bestanden hatten und keine wesentliche Änderung aufwiesen, wurden nicht berücksichtigt.

Das fällt Eltern und Ärzten auf.

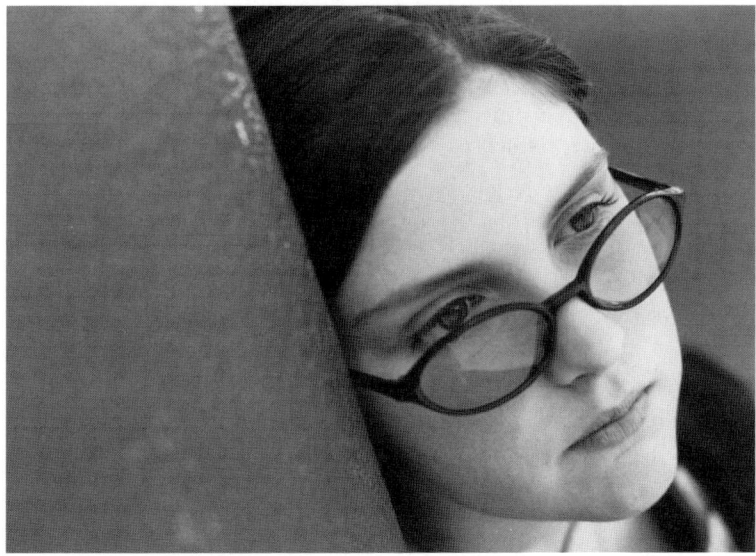

In unserer ADS-Sprechstunde sehen wir depressive Verstimmungen nach medikamentöser Behandlung in ähnlicher Häufigkeit.

Die Einschätzung dieser Beobachtungen bedarf aber eines psychotherapeutisch geschulten Blicks, da depressive Verstimmungen in verschiedenen Formen auftreten können.

79

Ist Ihr Kind traurig oder nur ungewohnt ruhig? Orientiert es sich in einer neuen Rolle?

Zum einen werden die Kinder bei erfolgreicher Behandlung motorisch ruhiger, was die Eltern, die über Jahre ein unruhiges Kind gewohnt sind, teilweise sehr beunruhigt. Sie bekommen dann schnell den Eindruck, mit ihrem Kind stimme etwas nicht. Es sei bedrückt, da es sich so ruhig verhält. In einem Elterngespräch lassen sich solche Formen der „Traurigkeit" von einer tatsächlichen traurigen Stimmung recht gut abgrenzen.

Eine weitere Ursache depressiver Symptomatik entsteht oft dadurch, dass sich das Kind unter der Medikation seiner bisherigen Situation in der Klasse bewusst wird.

Vermeintliche Freunde entpuppen sich als Trittbrett-Fahrer, die Spaß an dem Ärger hatten, den das ADS-Kind als Klassenclown verursachte. Eine erste Bilanz, die viele behandelte Kinder ziehen, lautet: „Seitdem ich nicht mehr den Klassenclown mache, interessiert sich keiner mehr für mich."

Bleibt noch die depressive Verstimmung als Nebenwirkung im engeren Sinne. Diese wird vermutlich durch den Einfluss des Medikaments auf Gehirngebiete erzeugt, die für die Regulation von Gefühlen verantwortlich sind (das so genannte limbische System).

Die Abgrenzung zur depressiven Verstimmung ist Sache des Therapeuten.

Der erfahrene Therapeut kann im Gespräch mit dem Kind und den Eltern sowie unter Berücksichtigung des bisherigen Verlaufs die hier dargestellten Aspekte einer depressiven Verstimmung abgrenzen und entsprechende Maßnahmen einleiten.

Veränderungen von Blutwerten

Sehr selten treten bei der Behandlung mit Stimulanzien Veränderungen im Blutbild auf. Vereinzelt werden Kinder beschrieben, die auf die Medikation mit einer Verminderung ihrer Blutplättchen (Thrombozytopenie) reagieren, die für die Blutgerinnung wichtig sind. In unserer Klinik, in der bei allen medikamentös behandelten Kindern regelmäßige Blutkontrollen durchgeführt werden, traten im Verlauf der vergangenen sieben Jahre zweimal Thrombozytopenien auf, die mit der Medikation in Zusammenhang standen.

Selten sind auch Veränderungen der so genannten Leberwerte oder des roten und weißen Blutbildes zu sehen.

Für die Behandlung mit Stimulanzien empfiehlt sich in der Praxis eine Blutkontrolle vor der Einleitung der medikamentösen Behandlung. Verlaufskontrollen können in größeren Zeitabständen erfolgen. Es sollte aber nicht darauf verzichtet werden.

Bitte Kontrollen veranlassen!

Krampfleiden

Die Diskussion, ob Stimulanzien die Krampfschwelle senken und damit das Risiko für einen epileptischen Anfall erhöhen, ist weiterhin nicht entschieden. In unserer Klinik konnten wir Kinder mit einem so genannten „Fokus" (Entladungsherd im Elektro-Encephalogramm) beobachten, die nach engmaschig überwachter und langsam einschleichender Behandlung mit Stimulanzien eine sehr günstige Entwicklung genommen haben. In einigen Fällen war die Entladungsaktivität sogar rückläufig.

Noch immer strittig: der Zusammenhang zwischen Krampfleiden wie Epilepsie und Methylphenidat.

Es kam allerdings auch bei einigen wenigen Kindern unter Methylphenidat zu Krampfanfällen, die uns veranlasst haben, das Medikament ab- oder auszusetzen.

Für die Praxis empfiehlt sich vor jeder Behandlung die Durchführung eines Elektro-Encephalogramms (EEG), um die Neigung für Krampfleiden oder das Vorliegen eines Anfallsleidens (z. B. Absencen-Epilepsie) zu erkennen.

Ein EEG schafft Klarheit.

Ist das EEG unauffällig, sind keine weiteren Kontrollen der Hirnfunktion erforderlich. Auf bildgebende Verfahren wie Computertomographie (CT) oder Magnet-Ressonanz-Tomographie (MRT) kann dann ebenfalls verzichtet werden.

Sonstige seltene Nebenwirkungen

Haarausfall

Leider gibt es sehr seltene Nebenwirkungen, die weniger bekannt sind und damit nicht rechtzeitig als solche erkannt werden. So kann es beispielsweise im Verlauf einer Behandlung auch mit einiger Verzögerung zu einem kreisrunden Haarausfall kommen, der die betroffenen Kinder sehr entstellt. Der medizinische Fachbegriff für diese Erkrankung ist *Alopezia areata*.

Fallbeispiele

In unserer ADS-Sprechstunde wurden uns bislang ein Kind und ein Jugendlicher mit dieser Form der Nebenwirkung vorgestellt. Das Kind, ein 11-jähriges Mädchen, hatte zum Vorstellungszeitpunkt schon mehrmonatige, nebenwirkungsreiche Behandlungen gegen den Haarausfall in einer dermatologischen Klinik durchlaufen. Erst das Absetzen des Medikaments erbrachte den erwünschten Erfolg.

Der 15-jährige Jugendliche hatte selbst einen Zusammenhang mit Ritalin gesehen, nachdem in einem Auslassversuch die Haare wieder nachgewachsen waren. Die Wiedereinnahme von Ritalin führte prompt zu einem erneuten Haarausfall. Auch das Umsetzen auf Medikinet, das eine etwas andere Tablettengrundlage hat (Mais- statt Weizenstärke), konnte den erneuten Haarausfall nicht verhindern. Es muss davon ausgegangen werden, dass Methylphenidat über Eiweißbindungen im Blut und anschließende (Auto-)Immunreaktion für den Haarausfall verantwortlich ist.

Hautausschläge

Allergische Reaktionen sind auch als Ursache der selten auftretenden Hautausschläge anzunehmen.

Wer sollte kein Methylphenidat erhalten?

Wie bereits auf S. 41/42 und S. 56/57 erläutert, ist eine Methylphenidat-Behandlung nur dann angezeigt, wenn die Diagnose eines ADS nach aktuellen internationalen Kriterien gestellt wurde und das Kind in seiner Freizeit, der Schule oder zu Hause aufgrund seiner ADS-Symptome deutlich beeinträchtigt ist. Trifft die Diagnose zu, das betroffene Kind ist aber gut sozial integriert und hat weder in der Schule noch in der Familie größere Probleme, so ist von einer Medikation abzusehen. Mit anderen Worten: Die Diagnose bedeutet nicht zwangsläufig Medikamente.

Nicht jedes ADS-Kind braucht Medikamente!

Wenn ein Kind nun ausgeprägte schulische oder familiäre Probleme hat und sozial sehr schlecht integriert ist, der Arzt aber die Diagnose eines ADS nicht bestätigen kann, so ist eine medikamentöse Behandlung ebenfalls nicht angezeigt. Dann ist der Diagnostiker dringend aufgefordert, andere Ursachen zu erkennen, das Störungsbild entsprechend zu diagnostizieren und die richtigen Therapiemaßnahmen einzuleiten. Methylphenidat gehört dann nicht in das Bündel der Maßnahmen.

Weiterhin wurde auf S. 63–66 schon erläutert, dass Kleinkinder kein Methylphenidat erhalten sollten.

Weitere Gründe, kein Methylphenidat zu verschreiben

Darüber hinaus ergeben sich noch einige medizinische und soziale Bedingungen, unter denen von einer Medikation abgesehen bzw. diese nur unter strengen Kontrollen durchgeführt werden sollte.

Hat beispielsweise der Arzt Hinweise darauf, dass ein Familienmitglied medikamentenabhängig ist, so ist größte Vorsicht geboten. Wenn nicht absolut sichergestellt werden kann, dass in dieser Familie Methylphenidat bestimmungsgemäß für das betroffene Kind verwendet wird, sollte keinesfalls eine Verschreibung erfolgen. Gleiches gilt, wenn der Arzt Hinweise darauf hat, dass der Patient die Tabletten anderweitig verwendet.

Tablettensucht in der Familie

In der Presse und vereinzelt auch in der Fachliteratur wird davon berichtet, dass Methylphenidat in Schulen beispielsweise unter dem Namen „Vitamin R" gehandelt werde. In unserer ADS-Sprechstunde konnten wir dies bislang noch in keinem Fall bestätigen. Diese Meldungen lassen aber aufhorchen und sollten als Warnhinweis für eine sehr sorgfältige Verschreibung und Kontrolle verstanden werden.

Es ist schon fast eine Binsenweisheit, dass mit jeder noch so harmlosen Substanz durch unsachgemäßen Gebrauch Schaden angerichtet werden kann. Stimulanzien sind hoch wirksame Medikamente, für die die Gefahr der unsachgemäßen Anwendung durchaus gegeben ist.

Fallbeispiel

*Vater nimmt
die Tabletten des
Sohnes.*

In einer psychiatrischen Klinik für Erwachsene wurde ein 43-jähriger Patient vorgestellt, der von Beruf Lastkraftfahrer war. Er berichtete, sich und seine Familie durch Kreditkartengeschäfte in finanzielle Enpässe gebracht zu haben. Um die Geldsorgen zu mindern, bemühte er sich um besonders viele Fahrten, die ihn teilweise an die körperliche Belastungsgrenze brachten. Sein 8-jähriger Sohn sei in kinderärztlicher Behandlung und bekomme regelmäßig Ritalin verschrieben. Er habe „das Zeug" rein interessehalber auch selbst einmal ausprobiert und dabei festgestellt, dass er seine Konzentration steigern konnte. In seiner finanziellen Notlage sei er dann auf die Idee gekommen, seine Fahrleistung mit Methylphenidat zu steigern. Dies habe eine Zeit lang recht gut gewirkt, sei dann aber außer Kontrolle geraten. Er habe seinem Sohn die Tabletten förmlich „weggegessen" und sich dabei sehr geschämt. Als die Ehefrau ihn mit seinem Verhalten konfrontierte, habe er sich schliesslich in psychiatrische Behandlung begeben.

Was von Medienberichten zu halten ist

Einleitend wurde in diesem Kapitel auf S. 55/56 noch einmal betont, dass nur dann Methylphenidat verordnet werden sollte, wenn die Diagnose eines ADS gestellt werden kann. Ein Störungsbild, bei dem diese Grundregel häufig missachtet wird, ist die Störung des Sozialverhaltens. Dies hängt zum einen mit gewissen Überschneidungen beider Störungen im Bereich der Impulsivität zusammen. Die häufigste Ursache, dass beide Störungen vermengt werden, liegt aber vermutlich in der Fülle von populärwissenschaftlicher Literatur, die hier auf eine klare Unterscheidung verzichtet.

Häufig wird eine Störung des Sozialverhaltens als ADS bezeichnet.

Bekanntermaßen ist es guter journalistischer Stil, einen Artikel mit einem Fallbeispiel zu beginnen. Dies eröffnet aber auch die Möglichkeit zu prüfen, ob auf das jeweilige Kind die diagnostischen Kriterien eines ADS überhaupt zutreffen.

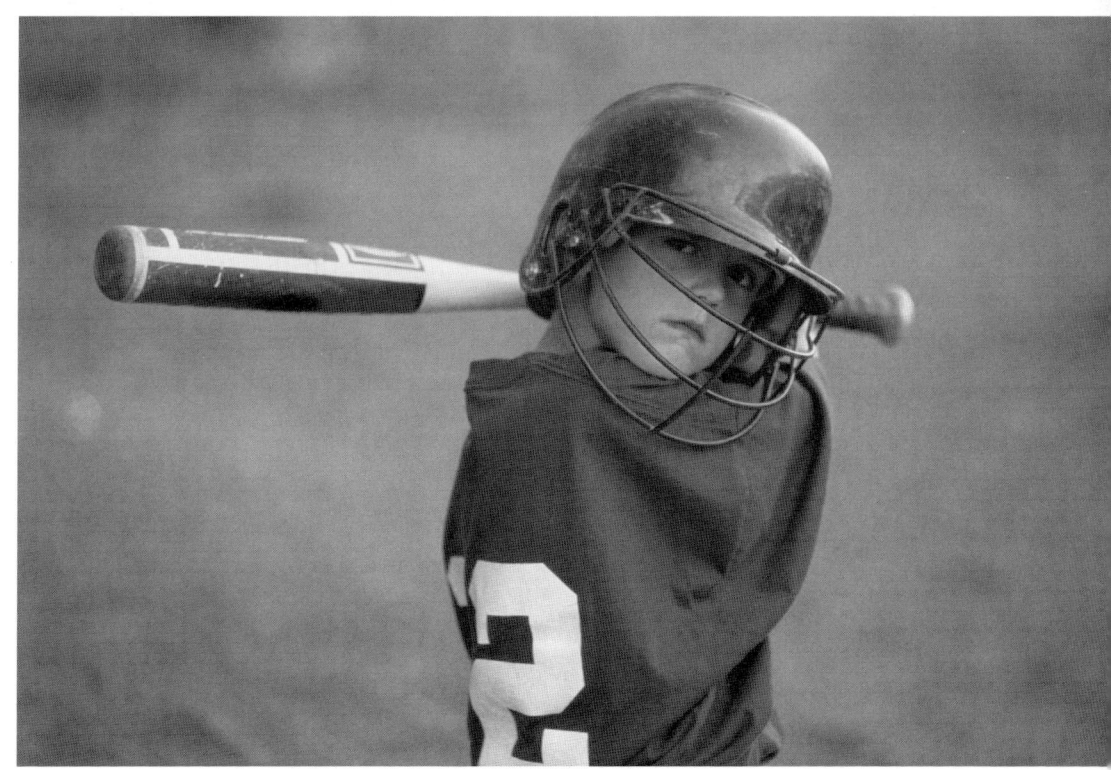

Hauptsache spektakulär: Auch unsere Leitmedien werfen die Störungen durcheinander.

Wir haben im Rahmen einer Übersichtsarbeit (Huss et al. 1998) die verfügbaren ADS-Beiträge der klassischen Wochenmagazine *Newsweek, Time Magazine, Spiegel* und *Focus* daraufhin untersucht, ob die dort beschriebenen Verhaltensauffälligkeiten auf ein ADS zutreffen.

Dabei sind wir zu dem ernüchternden Resultat gekommen, dass die Hauptsymptome nur unzureichend beschrieben werden. Meist ist von spektakulären Fällen die Rede, deren Verhalten als schwer sozialgestört, nicht aber als ADS-typisch zu beurteilen ist. So wird beispielsweise von einem Jungen berichtet, der ausprobiert, ob Goldfische im heißen Badewasser überleben, während seine Mutter noch den Brand löscht, den er zuvor beim Toasten von Keksen gelegt hat.

Keine der genannten Verhaltensweisen gäbe Anlass zur Verordnung von Methylphenidat, vielmehr ist an pädagogische, ggf. an verhaltenstherapeutische Programme zu denken. Kinder gefügig zu machen oder ihnen den „Unsinn auszutreiben", ist keine Indikation für Methylphenidat. Nur wenn eine Sozialstörung kombiniert mit einem ADS auftritt (ICD-10: F90.1), ist die Gabe von Methylphenidat gerechtfertigt.

Medizinische Gründe, die den Einsatz von Methylphenidat verbieten

Diese Krankheiten gebieten Vorsicht.

Zusätzlich gibt es noch einige medizinische Bedingungen, bei denen auf Methylphenidat verzichtet bzw. das Mittel nur unter Kontrolle von einem Spezialisten verabreicht werden sollte. Zu nennen sind hier Herz-Kreislauf-Erkrankungen, Stoffwechselstörungen sowie eine Vielzahl neurologischer Erkrankungen.

Meist handelt es sich dabei nicht um absolute Kontraindikationen (Erkrankungen, die den Einsatz von Methylphenidat absolut verbieten). So konnten wir bei einigen ADS-Kindern mit Anfallsleiden wie auch mit Stoffwechselstörungen (z. B.

Phenylketonurie) unter stationärer Überwachung sehr günstige Wirkungen mit Methylphenidat erzielen.

Methylphenidat-Langzeitpräparate

Die übliche Wirkdauer von Methylphenidat ist mit drei bis vier Stunden zu kurz, um mit einer Tablette einen ganzen Tag abzudecken. Daher wurde schon bald versucht, Methylphenidat so zuzubereiten, dass seine Wirkdauer verlängert wird. Lange Zeit war Ritalin SR (SR steht für *sustained release*, verzögerte Abgabe) das klassische Langzeitpräparat, das üblicherweise aus der Schweiz importiert wurde.

Endlich kann die Wirkung einer Tablette einen ganzen Tag lang anhalten.

Bis heute ist auf dem deutschen Markt noch kein Langzeitpräparat verfügbar. Es sind jedoch mindestens drei Firmen dabei, länger wirksame Methylphenidat-Produkte für Deutschland verfügbar zu machen. Es handelt sich dabei um ein Ritalin-Präparat und ein Medikinet-Präparat mit jeweils verzögerter Freisetzung des Wirkstoffs. Die längste Wirkung wird mit Concerta erzielt, das mit einem speziell entwickelten Freisetzungssystem (OROS für *Osmotic Systems Employ Osmosis*) versehen ist.

Das Ritalin- und das Medikinet-Langzeitpräparat ahmen in etwa eine Dosierung von zwei Tabletten pro Tag nach. Concerta ist einer dreifachen Tagesdosis nachempfunden.

Generell gelten alle bisherigen Ausführungen über Verordnung, Dosierung und Nebenwirkungen von Methylphenidat auch für die Langzeitpräparate.

Was Sie bei den Langzeitpräparaten beachten sollten

Es gibt aber auch einige Besonderheiten, die hier hervorgehoben werden müssen. Die verzögerte Freisetzung von Methylphenidat führt dazu, dass der morgendliche Wirkeintritt

Manchmal tritt die Wirkung zu langsam ein.

etwas verzögert ist und von den Eltern und Kindern oft auch als schwächer eingeschätzt wird. Viele Ärzte sind aus diesem Grund dazu übergegangen, morgens zusätzlich eine schnell wirksame Tablette hinzuzufügen.

Concerta ist das einzige Produkt, das aufgrund seiner speziellen Freisetzungstechnik sowohl eine schnell wirksame als auch eine langsam wirksame Komponente enthält. Wenn Ihr Kind Concerta bekommt, macht es daher wenig Sinn, eine zusätzliche, schnell wirksame Tablette zu geben.

Uneingeschränkt zu empfehlen: Langzeitpräparate

Keine Pillen in der Schule und doch ein gleichmäßiger Wirkspiegel: Vorteile der Langzeitpräparate.

Ein großer Vorteil der Langzeitpräparate ist die Zuverlässigkeit, mit der die Tablette eingenommen werden kann. Auf S. 58–63 wurde ausführlich erläutert, wie wichtig es ist, eine regelmäßige Einnahme zu erzielen.

Bei schnell wirksamen Methylphenidat-Präparaten ist dies aber häufig nur ein frommer Wunsch. Im Eifer des schulischen Gefechts wird die zweite oder dritte Tabletten-Einnahme oft vergessen. Vielen Kindern und besonders Jugendlichen ist es unangenehm, regelmäßig Tabletten einnehmen zu müssen. Sie wollen verständlicherweise vor den anderen nicht als „krank" gelten.

In fast allen neueren Therapie-Empfehlungen findet sich daher der Hinweis, den länger wirksamen Präparaten den Vorzug zu geben. Wir unterstützen diese Empfehlung uneingeschränkt.

Sollte die Medikation gleich mit einem Langzeitpräparat beginnen?

Es stellt sich also nicht mehr die Frage, ob ein kurz oder länger wirksames Produkt gewählt werden sollte, sondern nur noch die Frage, ob von Beginn an (in der Titrationsphase) mit einem Langzeitpräparat behandelt werden sollte.

Dafür spricht, dass der Arzt in der Titrationsphase das gleiche Produkt testet, das später auch eingesetzt wird. Ein Wechsel des Präparats, der möglicherweise auch mit einer Wirkungsänderung einhergeht, entfällt. Prof. Greenhill empfiehlt daher auch, direkt mit einem Langzeitprodukt anzufangen.

Vorteile und Nachteile

Dagegen spricht, dass in der Titrationsphase auch Nebenwirkungen auftreten können, auf die bei kurz wirksamen Präparaten schneller reagiert werden kann. Auch ist der Arzt in der optimalen Anpassung der Medikation an die Erfordernisse des Kindes mit schnell wirksamen Präparaten flexibler.

Nach unserer Einschätzung werden – ähnlich wie bereits jetzt in den USA – die kurz wirksamen Produkte in Zukunft keine bedeutende Rolle mehr spielen. Dies wird vermutlich auch für die Titrationsphase zutreffen.

Die Zukunft gehört den Langzeitpräparaten.

Andere Stimulanzien

Aus der Gruppe der sonstigen Stimulanzien kommt dem Amphetamin die größte Bedeutung zu. Amphetamin ist in Deutschland nicht als Fertigarzneimittel verfügbar. Es muss auf Anordnung des Arztes von einem Apotheker aus der Rohsubstanz hergestellt werden. Amphetamin hat als Flüssigarzneimittel den Vorteil, dass es sehr fein dosiert werden kann. Seine Wirkdauer ist gegenüber dem Methylphenidat etwas länger. Einige Studien über die Wirkungsweise des Amphetamins sprechen dafür, dass es weniger spezifisch auf den Dopamin-Transporter wirkt. Amphetamin wirkt auch auf die Rezeptoren und regt die Ausschüttung von Dopamin und Noradrenalin an. Falls sich bei Ihrem Kind in der Titrationsphase der Behandlung herausstellt, dass Methylphenidat nicht wirkt, schlagen Sie dem Arzt bitte vor, einen Behandlungsversuch mit Amphetamin durchzuführen.

Amphetamin

... wenn Methylphenidat nicht wirkt.

Das Nebenwirkungsprofil ist mit dem des Methylphenidat weitgehend identisch. Auch die sonstigen Ausführungen über Methylphenidat, die Dosierung und die begleitenden Maßnahmen betreffend, lassen sich weitgehend auf Amphetamin übertragen.

Pemolin spielt aufgrund von Leber-Nebenwirkungen keine Rolle mehr.

Pemolin (Tradon) ist ein Stimulanzium, das nach dem Bekanntwerden einiger Fälle von schweren Leber-Nebenwirkungen an Bedeutung verloren hat. Es hat einen langsameren Wirkungseintritt als Methylphenidat und Amphetamin; die Wirkung hält dafür aber länger an. Vor der Ära der Methylphenidat-Langzeitpräparate war ein häufiges Argument für die Verschreibung von Pemolin, dass die Patienten das Medikament nur einmal pro Tag einnehmen mussten. Da aber mittlerweile ein sehr gutes Angebot an lang wirksamen Methylphenidat-Produkten vorliegt, wird Pemolin in der Behandlung von ADS keine wesentliche Rolle mehr spielen. Auch liegen für Pemolin im Kindesalter deutlich weniger klinische Studien als für Methylphenidat oder Amphetamin vor. Je intensiver aber ein Medikament beforscht wurde und gute Ergebnisse aufweisen konnte, desto mehr ist seine Verschreibung zu befürworten.

Fenetyllin und Amfetaminil

Auch bei Fenetyllin (Captagon) und Amfetaminil (AN 1) ist die Wirkungsweise speziell auf Kinder noch nicht hinreichend erforscht.

Fenetyllin ist chemisch gesehen eine Verbindung aus Amphetamin und Theophyllin, einer anregenden Substanz, die zu der gleichen Stoffklasse wie das Coffein gehört.

Amfetaminil ist eine Abwandlung des Amphetamin. In der früheren DDR war es das einzig verfügbare Stimulanzium (Handelsname: Aponeuron). Wie Fenetyllin ist auch Amfetaminil für die Therapie des ADS von untergeordneter Bedeutung.

Antidepressiva

Auch Antidepressiva wirken bei ADS. Man unterscheidet u. a. zwischen den „klassischen" Antidepressiva, die mehrere Überträgerstoffe im Gehirn beeinflussen (meist durch Hemmung der Wiederaufnahme, ähnlich der Abbildung 2 auf S. 55), und den so genannten Selektiven Serotonin-Reuptakte-Hemmern (SSRI), die ihre Wirkung fast ausschließlich an dem Serotonin-System entfalten, das für die Depression von zentraler Bedeutung ist.

Wenn Anti-depressiva bei ADS eingesetzt werden, dann die klassischen Antidepressiva.

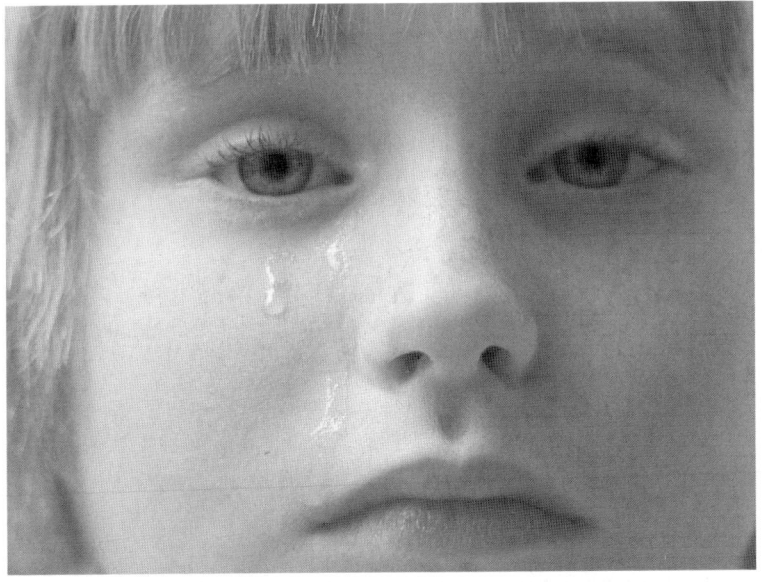

Während in der Depressionsbehandlung den SSRI der Vorzug zu geben ist, haben bei der ADS-Behandlung nur die klassischen Antidepressiva eine Bedeutung. Die für das Kindes- und Jugendalter am besten untersuchte Substanz aus der Gruppe der klassischen Antidepressiva ist Imipramin (Tofranil).

Imipramin (Tofranil): Für Kinder am besten untersucht.

Die klassischen Antidepressiva wirken als Wiederaufnahmehemmer für fast alle Botenstoffe im Gehirn. Meist liegt die Betonung bei den Antidepressiva auf dem so genannten serotonergen und noradrenergen System (nach dem jeweiligen Botenstoff Serotonin bzw. Noradrenalin benannt). Es gibt aber auch Hinweise darauf, dass das dopaminerge System – insbesondere in Verbindung mit dem Belohnungssystem – beteiligt ist.

Damit ist bereits aus neurobiologischer Sicht der Bogen zu ADS geschlagen: Substanzen, die die Noradrenalin-Konzentration erhöhen (wichtig für Aufmerksamkeit) und die Dopamin-Konzentration anheben, sind potenzielle ADS-Medikamente, d. h. können Ihrem Kind vielleicht helfen. Dass die Wirklichkeit komplexer aussieht und das dopaminerge Defizit-Modell möglicherweise zu kurz greift, wurde auf S. 54 bereits erwähnt.

Eine Kombination, die sich ergänzt?

Moclobemid (Aurorix)

Aus der Gruppe der Antidepressiva wird von einigen Ärzten auch Moclobemid (Aurorix) verschrieben. Bei dieser Substanz handelt es sich um einen so genannten reversiblen MAO-Hemmer, d. h. eine Substanz, welche die Abbauenzyme für Botenstoffe vorübergehend blockiert und somit ihre Wirkung verlängert. Prof. Götz-Erik Trott hat sich als ausgewiesener Experte für Psychopharmakotherapie für den Einsatz von Aurorix bei ADS ausgesprochen. In dem von ihm mit herausgegebenen Standardwerk *Psychopharmaka im Kindes- und Jugendalter* ist von einer „spezifischen Indikation beim hyperkinetischen Syndrom" die Rede (S. 182).

Für diese Einschätzung sprechen Fallberichte und kleinere offene Studien zu der Verträglichkeit und Wirksamkeit von Moclobemid. In *Pubmed* finden sich kleine Studienberichte aus Polen und Ungarn, mit insgesamt günstiger Einschätzung.

Eine größere, placebo-kontrollierte Studie steht jedoch aus. Die Datenlage ist daher als spärlich einzuschätzen.

Einige ADS-Kinder erhalten auch eine Kombinationstherapie aus Methylphenidat und Moclobemid. Folgende Überlegung spricht für eine solche Kombinationstherapie: Die Hemmung der Abbauenzyme für Botenstoffe müsste in die gleiche Richtung wie Methylphenidat wirken. Da diese Wirkung über einen anderen Mechanimus bewerkstelligt wird, ist aus theoretischer Sicht eine Kombination beider Substanzen möglich. Insbesondere bei zusätzlich emotional-depressiver Symptomatik erscheint diese Kombinationstherapie vertretbar.

Nun wird in den Beipackzetteln für Methylphenidat darauf hingewiesen, dass sie nicht mit MAO-Hemmern zusammen gegeben werden sollen. Das verwundert, da doch Moclobemid ein MAO-Hemmer ist. Hier muss zwischen so genannten reversiblen (vorübergehenden) oder irreversiblen (dauerhaften) MAO-Hemmern unterschieden werden. Der Hinweis auf dem Beipackzettel bezieht sich in erster Linie auf die dauerhaft wirksamen MAO-Hemmer. Moclobemid ist aber ein vorübergehender MAO-Hemmer.

Dennoch ist bei besagter Kombinationstherapie Vorsicht geboten. Als wissenschaftlich abgesicherte Therapieform kann sie nicht gelten.

Weitere Substanzen und Produkte

In den USA ist auf dem Stimulanzienmarkt bereits eine Reihe von Konkurrenzprodukten verfügbar, die alle auf den beiden Wirkstoffen Methylphenidat oder Amphetamin basieren. Ohne Anspruch auf Vollständigkeit seien an schnell wirksamen Produkten genannt: Adderall, Dexedrine, Destrostat, Focalin, Methylin, Ritalin. Länger wirksame Präparate sind: Adderall XR,

Stimulanzienvielfalt in den USA: Immer wieder Methylphenidat und Amphetamin.

Concerta, Dexedrine Spansule, Metadate CD, Metadate ER, Methylin ER, Methypatch, Ritadex, Ritalin LA, Ritalin SR.

Clonidin und Guanfacin

Zusätzlich werden Substanzen verschrieben, die auch als zentral wirksame, Blutdruck senkende Mittel bekannt sind: Clonidin und Guanfacin. Für Letzteres finden sich aufgrund fehlender kontrollierter Studien Warnhinweise beispielsweise in den Columbia Treatment Guidelines (2001) von Prof. David Shaffer. Prof. Stanley Kutcher (1997) lehnt Guanfacine als ADS-Medikation ab.

Bupropion

Die Arbeitsgruppe um Prof. Joseph Biederman und eine Reihe anderer Forscher propagieren zusätzlich den Nutzen von Bupropion, das in die Columbia Treatment Guidelines als *second line medication* Eingang gefunden hat.

Neuere Entwicklungen

Atomoxetin

In absehbarer Zukunft wird noch ein weiteres Produkt auf dem Markt sein, das bislang nur im Rahmen von Studien eingesetzt wurde und nach bisherigen Kenntnissen ein günstiges Verhältnis zwischen erwünschter Wirkung und Nebenwirkung bei Kindern mit ADS aufweist. Es handelt sich um Atomoxetin, früher auch als Tomoxetin beforscht. Atomoxetin ist eine Weiterentwicklung aus der Gruppe der klassischen (trizyklischen) Antidepressiva. Es hemmt die Noradrenalin-Wiederaufnahme und wirkt sich nach bisheriger Datenlage auf alle drei Hauptsymptome des ADS aus. Welchen Stellenwert es zukünftig bei der Behandlung des ADS haben wird, bleibt abzuwarten. Innerhalb der Palette neuer Produkte ist es das einzige Medikament, das nicht schon altbewährte Substanzen wie beispielsweise das Methylphenidat chemisch neu verpackt, sondern auch mit einem anderen Wirkonzept – der Noradrenalin-Wiederaufnahme-Hemmung – auf den Markt kommt.

Was geschieht langfristig?

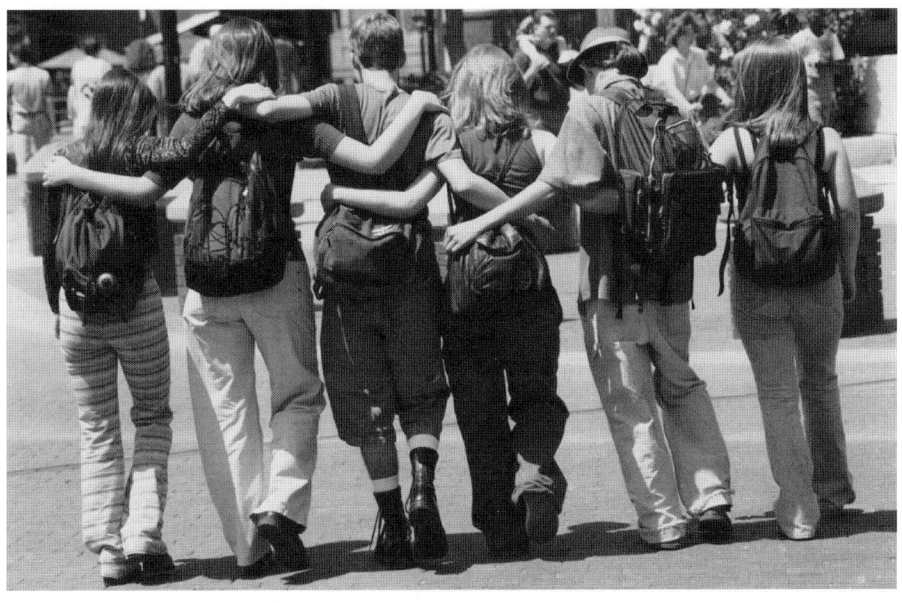

Vielleicht machen Sie als Eltern sich Sorgen wegen der Langzeitfolgen der Medikation für Ihr Kind. Glücklicherweise ist das, soweit man heute weiß, nicht nötig.

Aus den bisherigen Studien lässt sich ableiten, dass die Stimulanzien kurzfristig wirksam und relativ arm an Nebenwirkungen sind. Große Befürchtung und eine wesentlich schlechtere wissenschaftliche Datenlage besteht jedoch hinsichtlich der Langzeitfolgen, die die Medikation möglicherweise mit sich bringt. In Anlehnung an die öffentliche Diskussion und unter Rückgriff auf die verfügbaren Studien soll im Einzelnen auf die Fragen des Längenwachstums, der Suchtgefahr und der Parkinson-Krankheit eingegangen werden.

Längenwachstum

Einiges spricht dafür, dass ADS-Kinder nach der Einnahme von Methylphenidat kleiner bleiben, „als vorgesehen war".

Vielleicht haben Sie schon gelesen, dass Kinder, die mit Stimulanzien behandelt wurden, in ihrem Längenwachstum beeinflusst werden und nicht ihre eigentliche Endgröße erreichen. Dafür sprachen die Ergebnisse von älteren Studien. Neuere, besser kontrollierte Studien haben diesen Effekt relativiert. Sie legen den Schluss nahe, dass die längere Einnahme von Stimulanzien bei Ihrem Kind möglicherweise eine geringe und in der Regel zu vernachlässigende Auswirkung auf seine biologische Endgröße haben wird.

In jüngster Zeit wird erneut darüber geforscht, ob Kinder mit ADS nicht generell etwas kleinwüchsiger und leichter sind. Sollte dies zutreffen, so müssten einige Studien neu interpretiert werden. In einer mündlichen Mitteilung wies Prof. Swanson auf einen bislang noch nicht veröffentlichen Effekt hin, der bei der zweiten Erhebungswelle der MTA-Studie aufgefallen ist. Die günstigen Effekte bei der medikamentös behandelten Gruppe fallen bei der zweiten Erhebungswelle schwächer, jedoch immer noch positiv aus. Die Nebenwirkungen, insbesondere die Reduktion von Gewicht und Körperwachstum, nehmen ab.

Von daher muss angenommen werden, dass bei dauerhafter Methylphenidat-Medikation eine längerfristige Gegenregulation eintritt, d. h. das Körperwachstum doch in etwa zu der Endgröße führt, die ohne Medikation erreicht worden wäre.

Aber diese Differenz ist meistens ganz gering.

Für die Praxis bleibt aber der Warnhinweis, dass bei bereits kleinwüchsigen Kindern die zusätzliche Gabe von Methylphenidat die Gefahr eines verminderten Körperwachstums bedeuten kann. Sie als Eltern und Ihr Kind müssen darüber angemessen informiert werden.

Regelmäßige Kontrollen von Gewicht und Körpergröße, die ohnehin in das Pflichtprogramm der ärztlichen Betreuung bei Stimulanzientherapie gehören, sollten bei ungünstigen Ausgangssituationen besonders sorgfältig und regelmäßig durchgeführt werden.

Sucht

Die Frage, ob mit Stimulanzien langfristig das Suchtrisiko der behandelten Kinder erhöht wird, wurde öffentlich besonders kontrovers diskutiert. Die bisher verfügbaren Studien ergeben auf den ersten Blick ein widersprüchliches Bild.

Die Angst der Eltern, ihr Kind könne durch die Einnahme von Methylphenidat stärker suchtgefährdet sein, ...

So konnte Lambert und Mitarbeiter (1998) zeigen, dass die mit Methylphenidat behandelten Kinder gegenüber nicht Behandelten und gegenüber gesunden Kontrollgruppen ein erhöhtes Risiko hatten, nikotinabhängig zu werden und illegale Drogen zu konsumieren. Die Studie von Frau Lambert weist jedoch einige methodische Schwächen auf. Weder lässt sich die vermeintliche ADS-Diagnose mit aktuellen Forschungskriterien in Einklang bringen noch wurde geprüft, ob die Angaben zum Nikotin- und Drogenkonsum korrekt sind. Über Art und Dosierung der Medikation finden sich in den verfügbaren Artikeln auch nur sehr spärliche Angaben.

... ist glücklicher-
weise unbe-
gründet.

Eine besser kontrollierte Arbeit, von Biederman und Mitarbeitern (1999) veröffentlicht, kam zu gegenteiligen Ergebnissen: Das Suchtrisiko war in der medikamentös behandelten Gruppe deutlich geringer. Auch diese Studien weist Schwä-

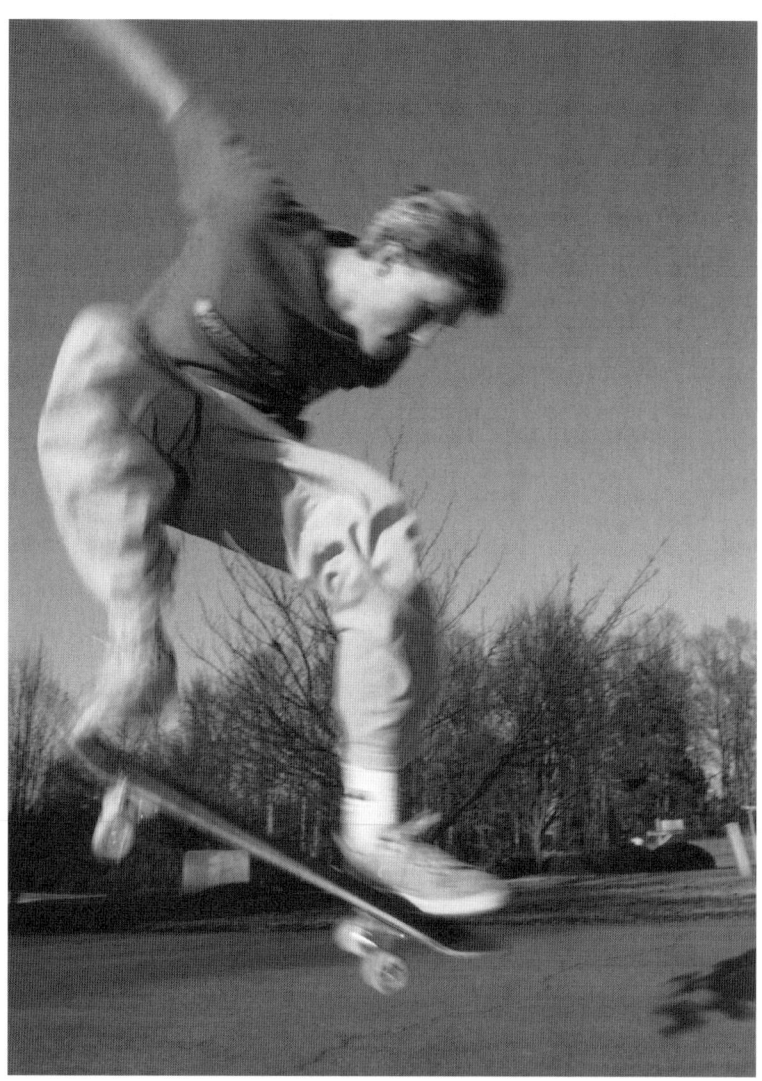

chen auf. So finden sich erneut keine ausreichenden Angaben über die Medikation. Die subjektiven Angaben zum Drogenkonsum wurden ebenfalls nicht kontrolliert.

In unserer eigenen Studie (Huss et al. 2000), bei der Medikation und Suchtverhalten kontrolliert wurden, konnte wir in großer Übereinstimmung mit der Biederman-Arbeitsgruppe nachweisen, dass die Gruppe der mit Methylphenidat behandelten Kinder langfristig weniger in Gefahr war, süchtig zu werden, als die Kontrollgruppe. Auch unsere Studie ist nicht frei von methodischen Schwächen. Insbesondere das retrospektive Design (rückblickende Verwendung der ursprünglichen klinischen Daten) muss als mögliche Fehlerquelle angesehen werden.

Die tierexperimentelle Forschung legt mittlerweile die Schlussfolgerung nahe, dass mit der medikamentösen Behandlung langfristige Veränderungen im Gehirn von Ratten erzeugt werden, die deren Suchtverhalten nachhaltig beeinflussen. Einige Forscher konnten bei behandelten Ratten eine erhöhte Neigung feststellen, Kokain zu konsumieren (Brandon und Mitarbeiter 2001).

Andere Arbeitsgruppen fanden eine Reduktion des Suchtrisikos (Anderson und Mitarbeiter 2002). Übereinstimmend konnten beide tierexperimentelle Arbeiten auch nach Absetzen der Medikation langfristige neurobiologische Veränderungen feststellen. Möglicherweise wird die Empfänglichkeit für Suchtstoffe durch langfristige Veränderungen im Belohnungssystem bedingt.

Um den Wirkmechanimus besser zu verstehen, bedarf es noch vieler tierexperimenteller und klinischer Studien.

Der gegenwärtige klinische Forschungsstand spricht dafür, dass Methylphenidat auch für Ihr Kind kein Wegbereiter in die Sucht ist. Im Gegenteil: Das Suchtrisiko scheint auf das übliche Maß Gesunder zu sinken.

Parkinson-Krankheit

Diese These hat viel Staub aufgewirbelt, ist aber nicht bewiesen.

Ausgelöst durch die Veröffentlichungen und Interviews von Prof. Gerald Hüther aus Göttingen wurde in jüngster Zeit die Frage diskutiert, ob eine Behandlung mit Methylphenidat langfristig zu der Parkinson-Erkrankung führen kann. Hüther hatte tierexperimentelle Hinweise darauf gefunden, dass sich das dopaminerge System unter der Behandlung langfristig verändert. Seine Schlussfolgerung, dies könne zu der Parkinson-Erkrankung führen, war jedoch spekulativ, d. h. eine Annahme ohne Beweis. Bisher konnte nämlich kein Zusammenhang zwischen Methylphenidat-Einnahme und Parkinson-Krankheit gefunden werden, und es gibt auch keine klinischen Hinweise darauf, dass ein solcher Zusammenhang besteht.

Die Schlussfolgerung war voreilig und mit Daten nicht zu belegen. Sie hat vorübergehend zu einer erheblichen Verunsicherung vieler Betroffener und ihrer Bezugspersonen geführt.

Helfen Sie Ihrem Kind, die Chance zu nutzen

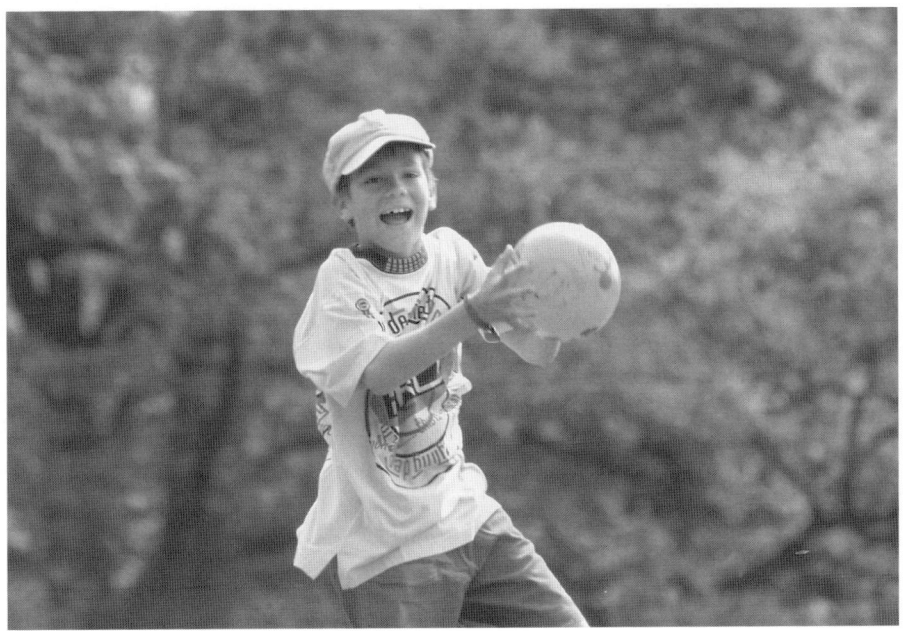

Pillen lösen keine Probleme. Sie schaffen bestenfalls Bedingungen, unter denen Ihr Kind seine Probleme angehen kann. Was Sie als Eltern zusätzlich tun, ist zum Gelingen unerlässlich.

Wie nutzen Sie die Wirkung der Medikamente optimal?

Setzen Sie das Mittel gezielt ein!

Pillen sind, verglichen mit den feinen Steuermechanismen des menschlichen Gehirns, sehr grobe Instrumente. Wir sind noch weit davon entfernt, die Ursachen des ADS mit seinen Wechselwirkungen zwischen Genen und Umwelt, zwischen Biologie und Erziehung zu verstehen. Folglich gleicht die medikamentöse Therapie eher einer Schrotschuss-Methode als einer gezielten, neurobiologisch fundierten Therapie. Doch Pillen helfen bei ADS, so viel steht fest. Sie sind eines der wirksamsten therapeutischen Mittel, die ein Arzt in Bezug auf das ADS derzeit in Händen hält. Dieses Mittel sollte gezielt und mit maximalem Nutzen für die Kinder eingesetzt werden.

Wie kann nun die Wirkung der Tabletten für ADS-Kinder in positiver Weise genutzt werden?

Ihr Kind erfährt, dass es etwas bewirken kann.

Ein sehr wichtiger Gesichtspunkt dabei ist die innere Überzeugung des Kindes, etwas bewirken zu können. Wenn es sich innerlich sagt: „Weil ich mich angestrengt habe, bin ich besser geworden!", ist schon sehr viel gewonnen.

Diese innere Überzeugung soll noch etwas ausführlicher erläutert werden: Es geht um die subjektive Erklärung des Kindes, warum etwas gut oder schlecht gelaufen ist. Es geht aber auch um die Erwartungen an die Zukunft: „Kann ich mir eine bestimmte Aufgabe zutrauen? Werde ich es schaffen? Soll ich mich anstrengen? Lohnt es sich?"

Erfolg und Misserfolg – worauf führen wir sie zurück?

In der Psychologie ist in diesem Zusammenhang von so genannten Attributionsmustern (subjektiven Ursachenzuschreibungen) oder auch von der so genannten Selbstwirksamkeits-Erwartung die Rede.

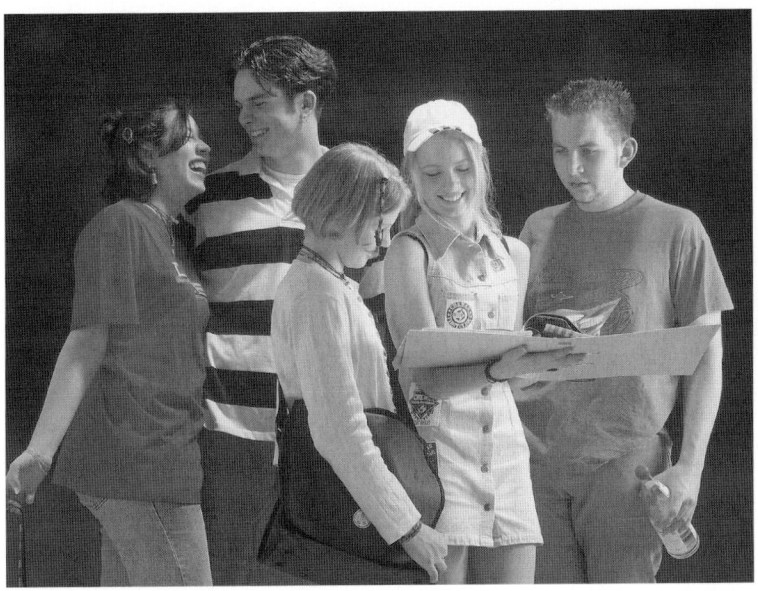

Manche Kinder (und auch Erwachsene) neigen dazu, Erfolge oder Misserfolge den jeweiligen Umständen zuzuschreiben (z. B. „Ich habe die Arbeit verhauen, weil es im Raum zu laut war"). Manche benennen bevorzugt den „Zufall" bzw. „Glück" oder „Pech" als Erklärung dafür, ob etwas gelungen oder misslungen ist (z. B. „Glück gehabt, dass mir im rechten Augenblick die Formel eingefallen ist"). Und schließlich gibt es die Gruppe von Kindern, die ihren eigenen Einfluss auf die Situation sehen (z. B. „Die Note war schlecht, weil ich zu wenig Vokabeln gelernt hatte. Dann kam ich in Zeitnot, wurde hektisch und musste die Arbeit abgeben, ohne sie noch einmal durchgesehen zu haben").

Am besten lernen diejenigen Schüler, die ihre Anstrengung als Ursache für Erfolge sehen und die bei Misserfolgen nicht zu Selbstvorwürfen neigen, sondern schon mal die ungünstigen Umstände verantwortlich machen. Sie verlieren nicht die Hoffnung, dass es das nächste Mal besser klappt.

Am besten lernt, wer sich als Urheber von Erfolgen erlebt und Misserfolge den ungünstigen Bedingungen zuschreiben kann.

Wenn ein ADS-Kind plötzlich Erfolge hat

Das Kind muss lernen: Nicht die Tablette, sondern ich hatte Erfolg.

Wenn ein ADS-Kind eine Tablette erhält und plötzlich Erfolge hat, besteht die große Gefahr, dass das Kind eine äußere Erklärung für den Erfolg heranzieht (z. B. „Die Tablette hat die gute Note gemacht"). Auf den ersten Blick scheint dies nahe liegend und richtig. In Wirklichkeit ist es zwar nahe liegend, aber inhaltlich falsch und obendrein noch ungünstig für den zukünftigen Umgang des Kindes mit Leistungssituationen.

Falsch ist es, die Tablette als Ursache für die gute Note anzusehen, weil Tabletten weder Arbeiten schreiben können noch für Noten verantwortlich gemacht werden können. Günstigenfalls hat die Tablette eine Bedingung geschaffen, unter der das Kind sich anstrengen konnte und eine gute Note geschrieben hat. Die Tablette ist in dieser Sichtweise nur eine unter vielen günstigen Bedingungen. So muss sich das Kind in Sicherheit wissen, um sich konzentrieren zu können. Es muss ausgeschlafen sein, genug gegessen haben und im weitesten Sinne „gesund" sein. Wird das Frühstücksbrötchen für die gute Note verantwortlich gemacht? Der Schlaf? Die anerkennenden Worte der Eltern, deren Liebe?

Das Medikament rangiert auf der Ebene des Frühstücks, des Schlafes, der Vitamine und vieler anderer körperlicher Faktoren mehr: Es ist notwendige Bedingung, damit sich das Kind anstrengen kann. Ob es dies tut, ist damit noch lange nicht sicher.

Das Kind steht im Mittelpunkt der Therapie. Die Medikamente unterstützen es, mehr nicht.

Prof. Manfred Döpfner erläutert diesen Sachverhalt oft mit dem Beispiel der „Anti-Quatsch-Tablette": Bevor man dem Kind ein Medikament gibt, sollte man ihm immer klar sagen, dass dies keine „Anti-Quatsch-Tablette" sei. „Wenn du willst", so die Worte des Therapeuten, „kannst du auch mit der Tablette in der Schule Quatsch machen. Wenn du aber keinen Quatsch mehr machen willst, so kann es sein, dass dies dir damit besser gelingt."

Lässt sich das Kind zu diesem Denkstil anregen, ist bereits viel gewonnen.

Ihr Kind braucht Zeit, um sein Selbstbild zu ändern

Es wäre nun naiv zu glauben, mit einem Satz bzw. einem Gespräch könnte ein grundsätzlicher Wandel in Denkstilen von Kindern bewirkt werden. Dazu gehört sicherlich mehr. Dazu gehören einfühlsame Eltern, die das oben beschriebene Prinzip der „Anti-Quatsch-Tablette" verinnerlicht haben und das Kind täglich in diesem Sinne begleiten. Dazu gehören regelmäßige Kontakte zu dem Kind und seinen Eltern. Dazu gehört auch, dass sich der Arzt ein Bild über die veränderte Situation des Kindes in der Schule macht. Mit anderen Worten: Es gehört dazu ein sehr gutes „Coaching" durch den Arzt. Und es gehören dazu gute psychotherapeutische Grundkenntnisse.

Muss jedes Kind, das medikamentös behandelt wird, auch eine Psychotherapie erhalten?

Wünschenswert wäre es, wenn es zumindest ein qualifiziertes Programm zum Umgang mit Konflikt- und Leistungssituationen erhielte, in das die Eltern einbezogen sind. Bei der Mehrzahl der Kinder liegen bereits so schwere Selbstwertkonflikte, so negative Erwartungen an die eigene Zukunft vor, dass eine Psychotherapie angezeigt ist. Die gemeinsame Lerngeschichte mit Eltern und Lehrern, die meist von Enttäuschungen gepflastert ist, lässt sich mit einer Tablette nicht aufheben.

Meistens ist eine Therapie angebracht.

Nun gibt es auch ADS-Kinder, die mit einer Medikation und gutem „Coaching" unter Einbeziehung von Eltern und Lehrern auskommen. Eine kategorische Verknüpfung von Medikamenten und Psychotherapie erscheint daher nicht angemessen.

Mindestens sollten Sie die Frage stellen und auf Antwort dringen.

Ausnahmslos ist jedoch zu fordern, dass bei jedem Kind, das Medikamente erhält, eine qualifizierte Abklärung erfolgt, ob eine Psychotherapie erforderlich ist.

Mit anderen Worten: Stellt sich die Frage nach dem Medikament, so stellt sich immer auch die Frage nach einer Psychotherapie. Die Indikation, d. h. ob eine Behandlung angezeigt ist oder nicht, wird jedoch für die Psychotherapie und die medikamentöse Behandlung jeweils einzeln gestellt. Das Kind erhält nicht die Psychotherapie, weil es Medikamente bekommt, sondern weil es die Psychotherapie braucht.

Ist ein Therapieplatz für Ihr Kind verfügbar?

Welcher Behandlungsweg beschritten wird, hängt also davon ab, welche Einzel- oder Kombinationsbehandlung die besten Entwicklungschancen für das Kind eröffnen. Und leider auch davon, ob sie verfügbar sind. Man kann noch so gut gemeinte Ratschläge erteilen: Sie frustrieren Hilfe suchende Eltern zusätzlich, wenn nicht ausreichend Therapieplätze verfügbar sind.

Was hat ADS-Kindern bisher nachweislich geholfen?

Vier Behandlungsmodelle wurden untersucht.

Bei der Frage, ob dem ADS-Kind und seinen Eltern eher Medikamente, Psychotherapie oder beides empfohlen wird, orientieren sich mittlerweile viele Ärzte an den verfügbaren Daten von so genannten Therapie-Evaluations-Studien, d. h. an Studien, die die Wirksamkeit von Maßnahmen kritisch unter die Lupe nehmen.

Die bislang wichtigste Studie dieser Art ist die so genannte MTA-Studie *(Multimodal Treatment Study of Children with ADHD)*. Es wurden dabei 579 Kinder mit ADS über einen Zeitraum von 14 Monaten begleitet. Die Kinder waren zwischen 7 und 9,9 Jahre alt. Es erfolgte eine zufällige Aufteilung in eine der vier Behandlungsgruppen: 1. Medikation mit intensiver medizinischer Betreuung (Coaching), 2. Intensive Verhaltenstherapie, 3. Kombination von Medikation und Verhaltenstherapie und 4. übliche Behandlung niedergelassener Ärzte.

Die Ergebnisse der MTA-Studie haben für Aufsehen gesorgt: Die Bedeutung der medikamentösen Behandlung mit intensiver ärztlicher Begleitung (Coaching) hatte die nachhaltigste Wirkung. Unter Coaching ist dabei vieles von dem zu verstehen, was in diesem Ratgeber schon zur Sprache kam: Intensive Diagnostik unter Einbeziehung der Eltern- und Lehrereinschätzung, engmaschig kontrollierte Titrationsphase, optimale Dosierung und regelmäßige Kontrollen der Dosierung, der erwünschten Wirkung sowie der Nebenwirkungen (in der MTA-Studie monatlich). Dazu kommt noch eine enge Kooperation mit der Schule.

Klare Ergebnisse: Medikation hilft ADS-Kindern – wenn sie richtig verordnet und überwacht wird.

Mit der Kombination aus medikamentöser Behandlung und Verhaltenstherapie waren die größten Therapieerfolge zu erzielen. Der durch die Medikation erklärte Anteil des Therapieerfolgs war jedoch entscheidend. In der Kombinationsgruppe (Medikamente und Verhaltenstherapie) verbesserten sich insbesondere emotionale und soziale Begleitprobleme.

Rein verhaltenstherapeutisch behandelte Kinder schnitten schlechter ab. Am ungünstigsten waren die Ergebnisse der „Routine-Gruppe", d. h. derjenigen Kinder, die von niedergelassenen Ärzten nach dem üblichem Vorgehen behandelt wurden. Obwohl auch in dieser Gruppe viele Kinder Medikamente erhalten hatten, fielen die Ergebnisse gegenüber der intensiv begleiteten Medikamenten-Gruppe deutlich schlechter aus. Im Vergleich mit den drei anderen Behandlungsgruppe bildete die „Routine-Gruppe" bezüglich der Therapieerfolge das Schlusslicht.

Zusammenfassend lässt sich sagen: Die MTA-Studie unterstreicht die Bedeutung der medikamentösen Behandlung. Sie zeigt, dass die Kombination mit Verhaltenstherapie besonders dann sinnvoll ist, wenn sich bei Ihrem Kind zusätzlich soziale oder emotionale Probleme abzeichnen. Die Routine-Behandlung niedergelassener Ärzte hatte trotz Einsatz von Medikamenten den geringsten Effekt.

Ihr Einsatz lohnt sich!

Die in diesem Ratgeber vertretene Position mag teilweise als zu aufwändig eingeschätzt werden. In Hinblick auf die Ergebnisse der MTA-Studie scheint sie aber gerechtfertigt, da sie am ehesten mit den dort erzielten positiven Effekten in Einklang steht: Beste Ergebnisse bei Medikation mit intensiver Betreuung und gegebenenfalls begleitender Psychotherapie.

Verhaltenspsychotherapie und Tiefenpsychologie

Im angloamerikanischen Sprachraum stellt sich die Frage nach dem Einsatz von analytischen Psychotherapien bei ADS nur selten. In Europa – insbesondere in den deutschsprachigen Ländern und in Frankreich – bestehen dagegen andere psychotherapeutische Traditionen und andere Ausbildungsschwerpunkte. Hier kann die Frage, ob verhaltenstherapeutisch oder eher tiefenpsychologisch orientiert behandelt werden sollte, durchaus sinnvoll gestellt werden, da entsprechende Angebote zur Verfügung stehen und tiefenpsychologisch orientierte Therapeuten ihre Angebote mittlerweile auch gezielt auf Kinder mit ADS ausrichten.

Verhaltenstherapie bringt bei ADS-Kindern oft gute Ergebnisse. Entscheiden Sie sich aber für den Therapeuten, der sich mit ADS beschäftigt, sein Handwerk beherrscht und Ihr Vertrauen genießt.

Häufig wird man in der Fachliteratur und in Vorträgen die Position finden, tiefenpsychologische Konzepte eigneten sich nicht für die Behandlung von ADS. Tiefenpsychologische Therapien gäben zu wenig Struktur vor, sie „trainierten" nicht. Und tatsächlich sprechen viele Studienergebnisse eher für den Einsatz verhaltenstherapeutischer Programme bei Kindern mit ADS. Unsere Therapie-Empfehlungen gehen daher auch am häufigsten in verhaltenstherapeutische Richtung.

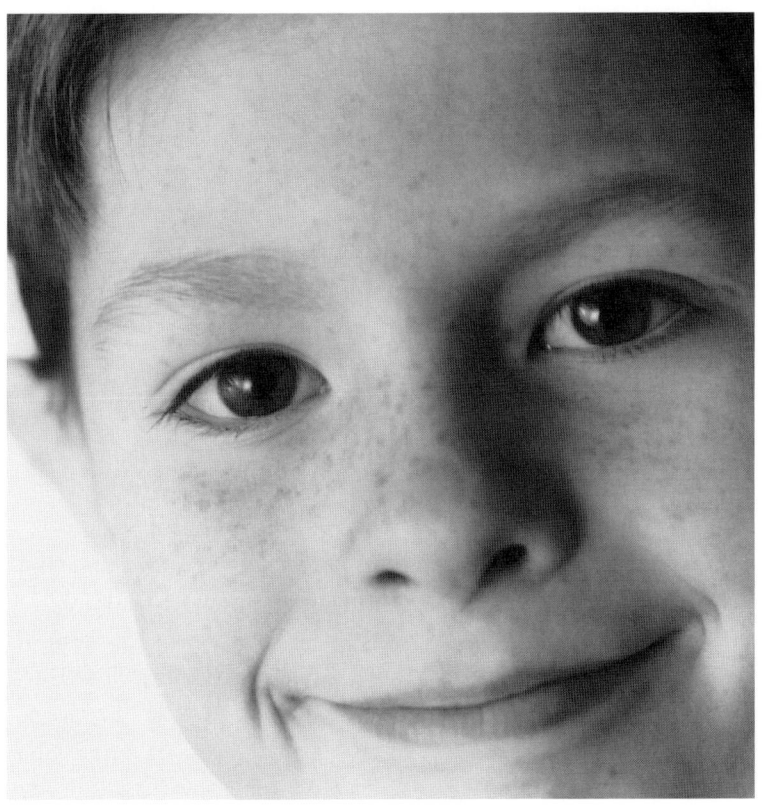

Bei einigen ADS-Kindern haben sich aber über die Jahre so schwer wiegende innere Konflikte und emotionale Belastungen aufgebaut, die es sinnvoller erscheinen lassen, einer tiefenpsychologisch orientierten Psychotherapie den Vorzug zu geben. Ohnehin sind die meisten Psychotherapeuten dazu übergegangen, die ehemals starren Fronten zwischen den psychotherapeutischen Schulen zum Wohle der Patienten aufzuweichen. Bei der Therapie-Empfehlung sollte man daher auch immer die Person des Therapeuten im Blick haben und darauf achten, ob er seine therapeutischen Angebote auch auf ADS-Kinder ausgerichtet hat.

Sie als Eltern sind der entscheidende Faktor

Das negative Bild Ihres Kindes soll allmählich auch in Ihnen und bei seinen Lehrern verändert werden.

Der neue Start ist nicht leicht. Aber möglich.

Wie bereits mehrfach in diesem Ratgeber angeklungen, sei am Schluss des Buches noch einmal mit Nachdruck darauf hingewiesen, dass die Eltern und Lehrer in die Behandlung von ADS-Kindern einbezogen werden müssen. Die Verhaltensauffälligkeiten von ADS-Kindern haben sich über Jahre in der Familie und der Schule verwurzelt. Das negative Selbstbild besteht nicht nur in den Köpfen der Kinder. Es wird auch gespeist durch die Rolle des Kindes, die es in der Familie und der Schule hat. Hier muss die Therapie ansetzen.

Eine gelungene medikamentöse Behandlung schafft für Ihr Kind die Bedingungen, unter denen die intensiven nicht-medikamentösen Maßnahmen erfolgreich durchgeführt werden können. Erlahmen alle nicht-medikamentösen Behandlungsansätze mit dem Beginn der Medikation, sollten Sie das Behandlungskonzept kritisch hinterfragen. Alle Chancen, die sich aus der medikamentösen Behandlung ergeben, müssen von Ihnen und Ihrem Kind, von Ärzten, Lehrern und allen Beteiligten intensiv genutzt werden.

Anhang

Glossar

Absencen-Epilepsie: Anfallsleiden, das gehäuft zwischen dem 5. und 10. Lebensjahr auftritt. Mädchen sind etwas häufiger betroffen als Jungen. Die Kinder fallen durch kurze Träumereien auf. Weitgehend automatische Handlungen wie Radfahren oder Laufen können während der kurzen Abwesenheit (Absence) weitergeführt werden. Die Kinder erinnern sich nicht an die Abscence, stellen aber fest, dass sie beispielsweise die Frage des Lehrers nicht mitbekommen haben.

ADHD: Abkürzung für den angloamerikanischen Begriff *Attention Deficit-Hyperactivity Disorder.* ADHD ist nach den aktuell gängigen Krankheitsklassifikationen als Oberbegriff der Störung zu verstehen (ähnlich wie in diesem Ratgeber „ADS").

ADHD-Profil-Studie: Erste bundesweit durchgeführte Studie über die Versorgungslage von Kindern mit ADS in Deutschland. Bis Ende 2002 können alle Eltern betroffener Kinder teilnehmen. Der Fragebogen kann unter www.auek.de kostenlos heruntergeladen werden. Portokosten werden durch das Projekt finanziert (Rückantwort: Gebühr zahlt Empfänger). Die Studie kam auf Initiative des Elternverbandes AÜK, s. S. 117, zustande. Es haben sich alle Elternverbände der ADHD-Interessengemeinschaft und viele andere Organisationen und Praxen angeschlossen. Das Besondere an der Studie ist die enge Zusammenarbeit zwischen Universität und Selbsthilfeverband. Die Studie verfolgt das Ziel, gesundheitspolitisch die Belange von Kindern mit ADS besser zu vertreten. Mittlerweile wurde die Studie auf andere europäische Länder ausgedehnt.

ADS: Abkürzung für *Aufmerksamkeits-Defizit-Syndrom*. Umgangssprachlich und in diesem Ratgeber verwendeter Oberbegriff für die Erkrankung (ähnlich wie ADHD, s. S. 111, in der angloamerikanischen Literatur).

Amphetamin: Substanz aus der Gruppe der Psychostimulanzien. Macht wach, steigert die geistige und in geringem Maß auch die körperliche Leistungsbereitschaft und mindert den Appetit. Amphetamin gehört zu den illegalen Suchtstoffen und unterliegt der Betäubungsmittel-Verschreibungs-Verordnung. In Deutschland ist es nicht als Fertigarzneimittel erhältlich.

Bildgebung mit MRT: MRT steht für *Magnet-Resonanz-Tomographie* und ist in der Medizin ein modernes Verfahren, mit dem Bilder vom Gehirn (und anderen Körperteilen) angefertigt werden können. Die Technik funktioniert mit starken Magnetfeldern und Wasserstoffatomen im Körper. Es kommt zu keiner Strahlenbelastung.

Coaching: Intensive ärztliche Betreuung im Rahmen der medikamentösen Behandlung. Coaching umfasst u. a. die engmaschige Beobachtung der Wirkungen und Nebenwirkungen des Medikaments (besser: der erwünschten und unerwünschten Wirkungen), regelmäßige körperliche Untersuchungen, Rücksprache mit Lehrern über die schulische Situation des Patienten und deren Änderung während der Behandlung, Rücksprache mit den Eltern über die Veränderung der familiären Situation sowie Anleitung in Erziehungsfragen. Und nicht zuletzt bedeutet Coaching: intensiver Kontakt zu dem Kind und dessen Sicht der Probleme sowie der Medikamenteneffekte.

Differentialdiagnostik: Stellt der Arzt eine Diagnose, so muss er im Prozess der Diagnosefindung immer auch berücksichtigen, ob die Symptome nicht auch Ausdruck einer anderen Erkrankung sein könnten. Wenn er sagt: „Diagnostisch handelt es sich um die Krankheit X. Differentialdiagnostisch kommt die Krankheit Y in Betracht", so ist damit gemeint: „Man könnte die Symptome auch im Sinne der Krankheit Y verstehen, ich habe mich aber für die Krankheit X entschieden."

DSM-IV: Abkürzung für *Diagnostisches und Statistisches Manual Psychischer Störungen* (in der vierten Überarbeitung). Krankheits-Klassifikations-System der *Amerikanischen Psychiatrischen Gesellschaft*. Die Mehrzahl der Forschungsarbeiten beziehen sich auf DSM-IV bzw. dessen frühere Versionen. Die weltweite Verbreitung des Systems und die klare Strukturierung anhand von Merkmalen macht das DSM-IV zu einem internationalen Vergleichsmaß.

EEG: Abkürzung für *Elektro-Encephalogramm*, auch Hirnstromkurve genannt. Auf dem Kopf der Patienten werden Elektroden angebracht; wo genau, ist durch international gültige Kriterien festgelegt. Man misst die Veränderungen der Hirnströme. Die *Deutsche Gesellschaft für Klinische Neurophysiologie* hat umfassende Richtlinien erlassen, die die Ausbildung der damit arbeitenden Ärzte sowie die Standards der Durchführung eines EEG regeln (s. S. 118). Mit dem EEG kann man kein ADS diagnostizieren. Das EEG sollte aber bei Verdacht auf ADS immer durchgeführt werden, um die Hirnreife einschätzen zu können und um eventuelle Hinweise auf Anfallsleiden zu bekommen. Großer Vorteil des EEGs ist seine einfache und kostengünstige Durchführung, die ohne Strahlenbelastung oder sonstige Nebenwirkungen für den Patienten auskommt.

HKS: Abkürzung für *Hyperkinetisches Syndrom*. Der Begriff des HKS ist an der ICD-10 (s. u.) orientiert und hat eine „europäische Prägung". So hat sich neben vielen anderen europäischen Forschern Prof. Eric Taylor aus London für die Verwendung des HKS ausgesprochen, da es härtere Kriterien als das ADHD-Konzept hat. HKS ist am ehesten mit dem so genannten kombinierten Typ des ADHD vergleichbar (s. S. 42). Aufgrund der härteren Kriterien ist die Häufigkeitsrate des HKS deutlich niedriger als die von ADHD bzw. ADS.

ICD-10: Abkürzung für *Internationale Klassifikation psychischer Störungen* (in der 10. Überarbeitung). Offizielles Klassifikationssystem der Weltgesundheitsorganisation WHO. In Deutschland und vielen europäischen Ländern verbindliches Klassifikationssystem.

Komorbidität: Gehäuftes gemeinsames Auftreten verschiedener Erkrankungen wie beispielsweise des ADS und einer Legasthenie. Von Komorbidität wird immer dann gesprochen, wenn es sich weiterhin um verschiedene Krankheiten handelt, auch wenn sie oft vergesellschaftet sind.

Legasthenie: Gleichbedeutend mit Lese-Rechtschreib-Schwäche. Kinder mit Legasthenie fallen trotz normaler oder überdurchschnittlicher Intelligenz durch sehr schlechte Rechtschreib- bzw. Leseleistungen auf. Die Legasthenie ist von einer allgemeinen Lernstörung abzugrenzen, bei der alle Lernbereiche beeinträchtigt sind.

Placebo-kontrollierte, doppelblinde Studie: Gilt als die aussagekräftigste Untersuchungsmethode insbesondere bei der Überprüfung von Medikamenteneffekten. Hier wissen weder Untersucher noch Studienteilnehmer, ob es sich bei der verabreichten Substanz um das echte Medikament (das so genannte Verum) oder nur um ein Imitat ohne Wirkstoff (den so genannten Placebo) handelt. Die Zuordnung zu der Placebo- oder Verumgruppe erfolgt durch einen Zufallsgenerator. Wenn die Stichprobe hinreichend groß ist, kann davon ausgegangen werden, dass alle zusätzlichen, meist nicht bekannten Merkmale (z. B. genetische Varianten, Stoffwechsel der Leber etc.) zufällig verteilt sind und nicht die Wirkung des Verum erklären.

Psychoanalytische Psychotherapie: Psychotherapie, die auf Konzepten der von Freud begründeten und von seinen Schülern bzw. Nachfolgern weiter entwickelten Psychoanalyse beruht.

Rechenschwäche: Als Fachbegriff auch *Dyskalkulie* genannt. Gehört wie die Lese-Rechtschreib-Schwäche (Legasthenie) in die Gruppe der spezifischen Lernstörungen. Kinder mit Rechenschwäche erzielen bei sonst guter bis sehr guter Intelligenz schlechte Rechenleistungen. Die Aneignung mathematischen Denkens bzw. mathematischer Techniken ist erschwert.

Reifungsprozesse: Bedeutet in der Psychologie eine Weiterentwicklung im positiven Sinne, z. B.: „Sie verhält sich schon viel reifer als noch vor einem Jahr." Auf die Hirnfunktion bezogen bedeutet Reifung immer eine bessere Verschaltung (so genannte Vernetzung) der Nervenzellen, die insbesondere durch eine bessere Isolierung der einzelnen Fasern bewerkstelligt wird (so genannte Glia-Zellen). Im EEG lassen sich grobe Hinweise auf die allgemeine Hirnreife finden.

Setting: Umfeld, in dem eine Einschätzung des kindlichen Verhaltens erfolgt. Üblicherweise werden Familie, Schule und Untersuchungssituation (Klinik/Praxis) als drei verschiedene Settings unterschieden. Denkbar wäre auch, beispielsweise den Hort als viertes Setting hinzuzuzählen, in dem die Kinder weniger strukturiert als in der Schule, jedoch in direktem Kontakt mit Gleichaltrigen eingeschätzt werden könnten.

Stimulanzien: Gruppe von Stoffen, die stimulierend auf das Gehirn bzw. die Psyche wirken, indem sie die Konzentrationsfähigkeit und die Wachheit steigern. Zu den Stimulanzien werden gezählt: Methylphenidat (Ritalin, Medikinet), Amphetamin, Amfetaminil (AN 1), Pemolin (Tradon) und Fenetyllin (Captagon).

Strengths and Difficulties Questionnaire (SDQ): Fragebogen über Stärken und Schwächen von Kindern und Jugendlichen. Von Prof. Robert Goodman (London) entwickelter Fragebogen, der mit 25 Fragen einen Überblick über Stärken und Probleme von Kindern im Alter zwischen 3 und 16 Jahren gibt. Der SDQ liegt als Eltern-, Lehrer- und Schülerversion vor. Er kann für nicht-kommerzielle Zwecke kostenlos aus dem Internet heruntergeladen werden (s. S. 118). Auf dieser Internetseite finden sich auch Hinweise auf länderbezogene Normdaten sowie Anweisungen zur Auswertung des Fragebogens.

Titration: Eigentlich ein Begriff aus der Chemie, wo er den langsamen Konzentrationsanstieg bis zu einem definierten Punkt beschreibt (z. B. Neutralisierung einer sauren Lösung). Bei der Therapie mit Stimulanzien versteht man unter Titration, dass der Arzt langsam und schrittweise höher dosiert, bis ein bestimmter Zustand (z. B. Reduktion bestimmter ADS-Symptome) erreicht ist. Titration bedeutet „Austesten der richtigen Dosierung" und darf nicht dazu führen, dass über sinnvolle Obergrenzen (z. B. bei Stimulanzien: ein Milligramm pro Kilo Körpergewicht) hinaus dosiert wird, bis endlich das Symptom verschwindet.

Verhaltenspsychologische Psychotherapie: Psychotherapie, die auf verhaltenstherapeutischen Grundlagen beruht. Verhaltenstherapie gilt für Kinder mit ADS aufgrund günstiger Studienergebnisse als die Methode der ersten Wahl.

Zeitfenster: Psychologischer Begriff, der ein bestimmtes Zeitintervall beschreibt, in dem Verhaltensweisen beobachtet bzw. bestimmte Maßnahmen durchgeführt werden sollen, z. B.: „Schätzen Sie bitte das Verhalten Ihres Kindes in den vergangenen sechs Monaten ein."

Adressen

Bundesverband Arbeitskreis Überaktives Kind e. V. (AÜK), Postfach 410724, 12117 Berlin, Tel. 030/85 60 59 02, Fax 030/85 60 59 70, E-Mail: www.auek.de, bv.auek@t-online.de

Bundesverband Aufmerksamkeitsstörung/Hyperaktivität e. V., Postfach 60, 91291 Forchheim, Tel. 09191/3 48 74, Fax 09191/3 48 74, www.osn.de/user/hunter/badd-vd.htm E-Mail: bv-ah@t-online.de

Deutsche Gesellschaft für Kinder- und Jugendpsychiatrie und Psychotherapie (DGKJP), c/o Kinder- und Jugendpsychiatrie (KJP), Universität Marburg, Frau Dehnert, 35033 Marburg, Tel. 06421/286 62 58, Fax 06421/286 89 75 www.dgkjp.de, E-Mail: geschaeftsstelle@dgkjp.de

Juvemus, Obergraben 25, 56567 Neuwied, Tel. 02631/5 46 41, www.juvemus.de, E-Mail: info@juvemus.de

Österreich
ADAPT, Landstraße Hauptstraße 84, 1030 Wien, Tel. 0676/516 56 87, www.adapt.at

Schweiz
ELPOS, Postfach, 4003 Basel, www. elpos.ch, E-Mail: estoll@dplanet.ch

Webseiten

Berufsverband der Ärzte für Kinder- und Jugendpsychiatrie und Psychotherapie in Deutschland e.V. (BKJPP), Bundesarbeitsgemeinschaft der Leitenden Klinikärzte für Kinder- und Jugendpsychiatrie und Psychotherapie e.V. (BAG) und Arbeitskreis Kinderpsychiatrie im Internet (ASKII): www.bkjpp.de

Deutsche Gesellschaft für Klinische Neurophysiologie – Standards des Elektro-Encephalogramms: www.dgkn.de

Frankfurter Kinder- und Jugendpsychiatrie: www.uni-frankfurt.de

Pubmed – öffentlich zugängliche Liste aller relevanten wissenschaftlichen Publikationen: www.ncbi.ulm.nih.gov/entrez

Strengths and Difficulties Questionnaire (SDQ) – kann für nicht-kommerzielle Zwecke aus dem Internet als offizielle deutsche Fassung heruntergeladen werden: www.sdqinfo.com

Literatur

Ahmann, P. A., Waltonen, S. J., Olson, K. A., Theye, F. W., Van Erem, A. J., LaPlant, R. J. (1993). Placebo-controlled evaluation of Ritalin side effects. Pediatrics 91(6), 1101–1106.

Andersen, S., Arvanitogiannis, A., Pliakas, A., LeBlanc, C., Carlezon, A. (2002). Altered responsiveness to cocaine in rats exposed to methylphenidate during development. Nature Neuroscience, 5(1),13–14.

Binder, G., Michaelis, R. (2002). Lernstörungen. Berlin, Urania Verlag.

Brandon, C., Marinelli, M., Baker, L., White, F. (2001). Enhanced reactivity and vulnerability to cocaine following methylphenidate treatment in adolescent rats. Neuropsychopharmacology, 25(5), 651–661.

Eckardt, J.-J. (2002). Das ADS-Elterntraining. Berlin, Urania Verlag.

Fuchs, B. (2002). Spiele gegen Rechenschwäche. Berlin, Urania Verlag.

Huss, M., Lehmkuhl, U. (2000). ADS auf dem Monitor – Kann man anhand des Elektro-Encephalogramms (EEG) ein Aufmerksamkeitsdefizit-Syndrom diagnostizieren? Stuttgart, Beltz Verlag, S. 150–160.

Huss, M., Stadler, C., Salbach, H., Mayer, P., Ahle, M., Lehmkuhl, U. (2002). ADHS im Lehrerurteil: Ein Vergleich von Klinik- und Normstichprobe. Kindheit und Entwicklung, 11(2), 90–97.

Huss, M., Schmidt-Schulz, A., Hoffmann, K., Vogel, R., Lehmkuhl, U. (2000). Wenn ADS „erwachsen" wird: Langzeitverläufe von Kindern mit Hyperkinetischem Syndrom. Stuttgart, Beltz-Verlag, S. 184–194.

Kutcher, S. (1997). Child & Adolescent Psychopharmacology. Philadelphia, Saunders.

Neuhaus, C. (12. Aufl. 2002). Das hyperaktive Kind und seine Probleme. Berlin, Urania Verlag.

Neuhaus, C. (3. Aufl. 2002). Hyperaktive Jugendliche und ihre Probleme. Berlin, Urania Verlag.

Nissen, G., Fritze, J, Trott, G.-E. (1998). Psychopharmaka im Kindes- und Jugendalter. Ulm, Gustav Fischer-Verlag.

Schubert, I., Lehmkuhl, G., Spengler, A., Döpfner, M., Ferber, L. (2001). Methylphenidat bei hyperkinetischen Störungen. Verordnungen in den 90er Jahren. Deutsches Ärzteblatt, 98(9). A541–4.

Schwark, R., Laue, U. (2001). Legasthenie. Berlin, Urania Verlag.

Schwarz, M. (2002). Rechenschwäche. Berlin, Urania Verlag.

Weber, R. (2001). Die Ritalin-Story. Deutsche Apotheker Zeitung, 141(9), 1091–1093.

Woerner, W., Becker, A., Friedrich, C., Klasen, H., Goodman, R., Rothenberger, A. (2002). Normierung und Evaluation der deutschen Elternversion des Strengths and Difficulties Questionnaire (SDQ): Ergebnisse einer repräsentativen Felderhebung. Zeitschrift für Kinder und Jugendpsychiatrie und Psychotherapie, 30(2), 105–112.

Stichwortverzeichnis

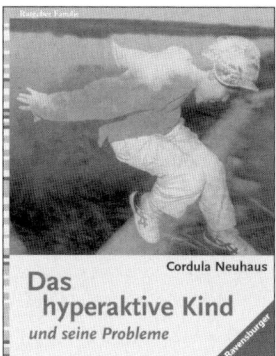
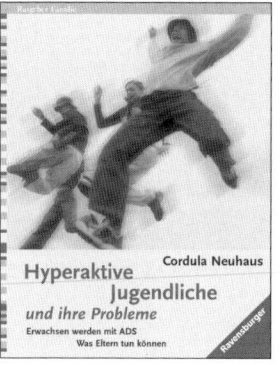

Eltern helfen selbst

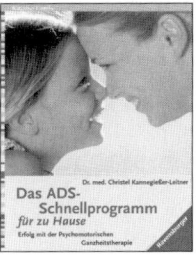

Dr. med. Christel Kannegießer-Leitner
Das ADS-Schnellprogramm für zu Hause
Erfolg mit der Psychomotorischen Ganzheitstherapie
128 Seiten – 50 Fotos
ISBN 3-332-01304-1

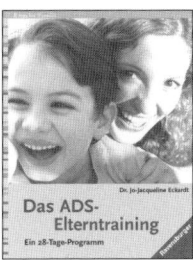

Dr. Jo-Jacqueline Eckardt
Das ADS-Elterntraining
Ein 28-Tage-Programm
128 Seiten – 20 Fotos
ISBN 3-332-01382-3

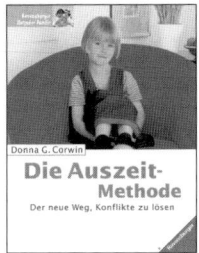

Donna G. Corwin
Die Auszeit-Methode
Der neue Weg, Konflikte zu lösen
128 Seiten – 20 Fotos
ISBN 3-332-01096-4

*Eltern können mit einem täglichen Aufwand von 20–30 Minuten ihr
ADS-Kind wirkungsvoll förden. Und es wird ihnen gelingen, die Probleme
des stressigen Alltags mit ihrem ADS-Kind in den Griff zu kriegen.*

30 bis 40 % der ADS-Kinder sind Legastheniker oder haben unbegreifliche Schwierigkeiten beim Rechnen

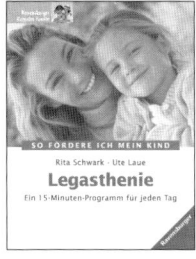

Rita Schwark, Ute Laue
Legasthenie
Ein 15-Minuten-Programm für jeden Tag
128 Seiten – 12 Fotos und zahlreiche Abb.
ISBN 3-332-01253-3

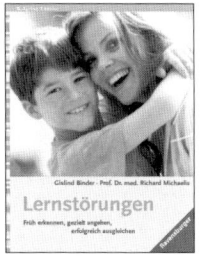

Gislind Binder, Prof. Dr. med. Richard Michaelis
Lernstörungen
Früh erkennen, gezielt angehen, erfolgreich
ausgleichen
2. Auflage
128 Seiten – 20 Fotos
ISBN 3-332-01309-2

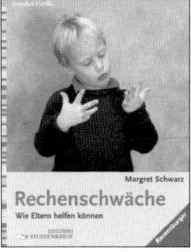

Margret Schwarz
Rechenschwäche
Wie Eltern helfen können
3. Auflage
128 Seiten – 12 Fotos und zahlreiche Abb.
ISBN 3-332-01239-8

*Hier erfahren Eltern, wie sie ihrem Kind helfen und seine Schwächen
angehen können – gezielt, individuell, fröhlich und warmherzig.*